Dr.Medipedia

医万个为什么——全民大健康医学科普丛书

谈骨论筋话骨科

——骨科常见疾病科普问答

胡三元 总主编

张凯宁 邹德波 苏庆军 主 编

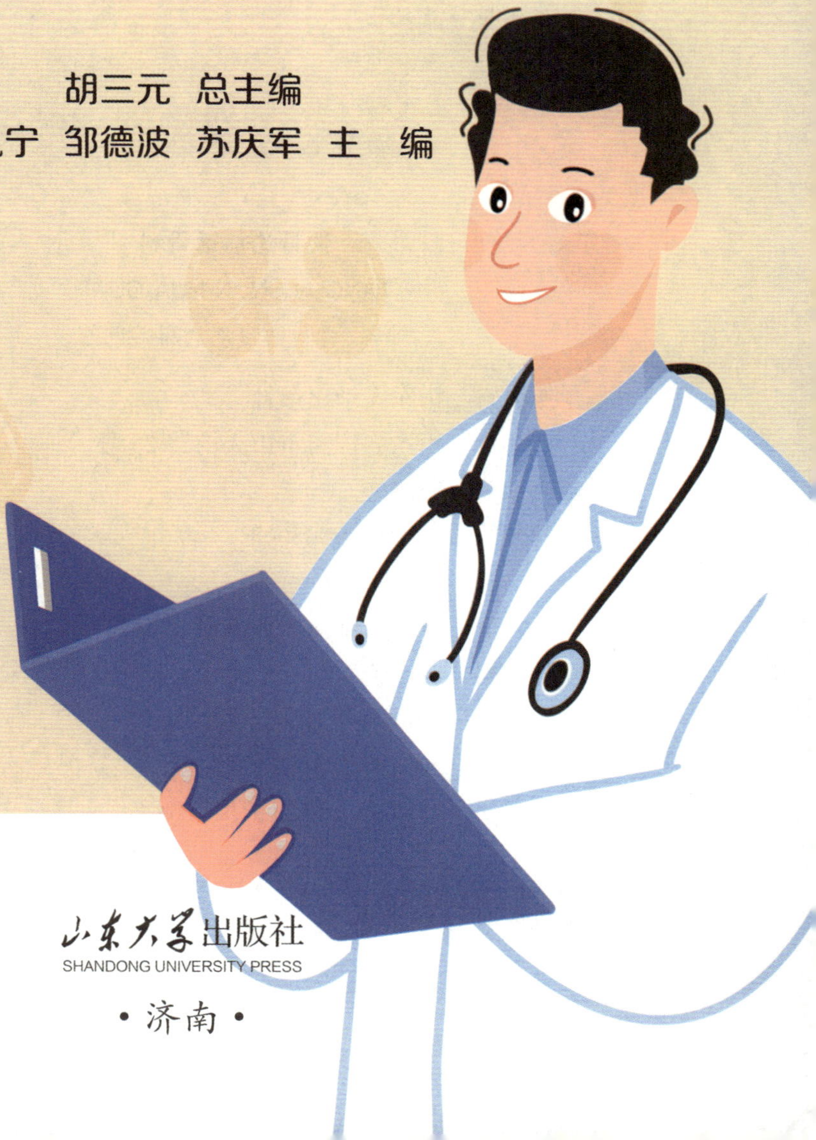

山东大学出版社

SHANDONG UNIVERSITY PRESS

·济南·

图书在版编目(CIP)数据

谈骨论筋话骨科 ：骨科常见疾病科普问答 / 张凯宁，邹德波，苏庆军主编. -- 济南 ：山东大学出版社，2024. 8. -- ISBN 978-7-5607-8414-4

Ⅰ. R681-44

中国国家版本馆 CIP 数据核字第 20242WX609 号

策划编辑 徐 翔
责任编辑 蔡梦阳
封面设计 王秋忆
录　　音 陈曼妮

谈骨论筋话骨科
TANGU LUNJIN HUA GUKE
——骨科常见疾病科普问答

出版发行 山东大学出版社
社　　址 山东省济南市山大南路 20 号
邮政编码 250100
发行热线 (0531)88363008
经　　销 新华书店
印　　刷 济南新雅图印业有限公司
规　　格 720 毫米×1000 毫米 1/16
9.5 印张 176 千字
版　　次 2024 年 8 月第 1 版
印　　次 2024 年 8 月第 1 次印刷
定　　价 68.00 元

《谈骨论筋话骨科——骨科常见疾病科普问答》编委会

主　编　张凯宁　山东第一医科大学第一附属医院
　　　　邹德波　山东第一医科大学第一附属医院
　　　　苏庆军　首都医科大学附属北京朝阳医院
副主编　袁　振　山东第一医科大学第一附属医院
　　　　张　虎　山东第一医科大学第一附属医院
　　　　初向全　山东第一医科大学第一附属医院
　　　　曲宏懿　山东第一医科大学第一附属医院
　　　　刘　华　山东第一医科大学第一附属医院
　　　　李经坤　山东第一医科大学第一附属医院
　　　　陈学武　温州市中心医院
编　委　（按姓氏笔画排序）
　　　　马清伟　山东第一医科大学第一附属医院
　　　　王之锦　聊城市人民医院
　　　　王子逸　山东第二医科大学
　　　　王月田　山东第一医科大学第一附属医院
　　　　王浩浩　山东第一医科大学第二附属医院
　　　　亓玉彬　山东第一医科大学第一附属医院
　　　　任延军　山东第一医科大学第一附属医院
　　　　刘　昊　山东第一医科大学第一附属医院
　　　　刘沧海　山东省第一荣军优抚医院
　　　　李国全　山东第一医科大学第一附属医院
　　　　李思鹏　山东第一医科大学第一附属医院
　　　　杨　允　山东第一医科大学第一附属医院
　　　　肖　星　山东第一医科大学第一附属医院

吴莹光　山东第一医科大学第一附属医院
何吉亮　山东第一医科大学第一附属医院
张　磊　山东第一医科大学第一附属医院
张　黎　山东第一医科大学第一附属医院
陈飞飞　山东第一医科大学第一附属医院
陈长军　山东第一医科大学第一附属医院
陈星朋　山东大学
周天诚　浙江省温州市中心医院
赵东岳　邹平市人民医院
赵作辉　山东第一医科大学第一附属医院
赵建莉　山东第一医科大学第一附属医院
姜任东　山东第一医科大学第一附属医院
姜　峰　山东第一医科大学第一附属医院
徐　跃　山东第一医科大学第一附属医院
高华宇　山东第一医科大学第一附属医院
葛军涛　山东第一医科大学第一附属医院
董之上　山东第一医科大学第一附属医院
韩文哲　淄博市中心医院
颜丙祥　山东第一医科大学第一附属医院

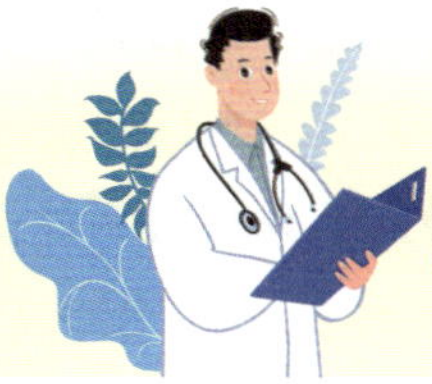

序一

新时代医者的使命担当

——为百姓打造有温度的医学科普

党的二十大报告指出，人民健康是民族昌盛和国家富强的重要标志，要把保障人民健康放在优先发展的战略位置，完善人民健康促进政策。

“科技创新、科学普及是实现创新发展的两翼，要把科学普及放在与科技创新同等重要的位置。”习近平总书记这一重要论述，为新时代医者做好医学知识普及工作指明了前进方向、提供了根本遵循，那就是传播健康理念，力求让主动健康意识深入人心。

“科普，从病人中来，到百姓中去。”山东省研究型医院协会响应国家“全民大健康”“科普创新”等一系列战略规划，借助实力雄厚的专家团队，在山东大学出版社的牵头下编纂的“医万个为什么——全民大健康医学科普丛书”问世了。丛书以向人民群众普及医学科学知识，提高全民科学素养和健康水平为根本宗旨，不仅可以在人们心中种下健康素养的种子，还能将健康管理落到实际行动上，让科普成为个人的“定心丸”，成为医生的“长效处方”，进而成为全民大健康的“防护网”。

传递医学科普，是一种社会责任。医道是“至精至微之事”，习医之人必须“博极医源，精勤不倦”，此为专业之“精”；有高尚的品德修养，以“见彼苦恼，若己有之”感同身受的心，策发“大慈恻隐之心”，进而发愿立誓“普救含灵之苦”，这是从医情怀。有情怀，才有品位；有情怀，才有坚持。国际上，很多医学大家也是科普作家。例如哈佛医学院教授、外科医生阿图·葛文德所写的《最好的告别》，传递出姑息治疗的新思路。世界著名的顶级学术期刊《自然》(*Nature*)《科学》(*Science*)创立之初,就秉持科普色彩,直至今日,很多非专业读者仍醉心其趣味性和准确性。在我国,越来越多的医学专家和同仁也开始重视科普宣教,经常撰写科普作品,参加科普访谈,助力科普公益活动,引领大家的健康生活理念,加强疾病预防。

杏林春暖,有百姓健康相托,“医万个为什么——全民大健康医学科普丛书”创作团队带着一份责任和义务,集结100多个医学专业委员会,由百余位医学名家牵头把关,近千名医学一线人员编写,秉持公益科普的初心和使命,以心血成此科普丛书。每一本书里看似信手拈来的从容,都是医者从医多年厚积薄发的沉淀。参与创作的医者们带着情怀和担当参与到这项科普工程中,他们躬身实践、博采众长、匠心独运,力求以精要医论增辉杏林。

创作医学科普,是一种专业素养。生命健康,是民生大事。医学科普,推崇通俗,但绝不能低俗。相比于自媒体时代各种信息、谣言漫天飞的现象,这套丛书从一开始的定位就是准确性和科学性,绝不可有似是而非的内容。在内容准确性和科学性的基础上,还力求语言通俗易懂。为此,本系列丛书借鉴“十万个为什么”科普丛书,采取问答形式,就百姓关心的健康问题答惑释疑,指导人们如何科学防治疾病。上到耄耋老者,下至认字孩童,皆能读得懂、听得进,还能用得上,力倡“每个人是自己健康第一责任人”。

推广医学科普,是一种创新传播。科普,不是孤芳自赏,一定要能够打动人心、广泛传播。这就要求有创新、有温度的内容表达方式和新颖的传播形式。内容上,本套丛书从群众普遍关心的问题出发,突出疾病预防,讲述一些常见疾病的致病因素,让读者了解和掌握疾病的预防知识,尽量做到不得病、少得病,防患于未然。一旦得了病,也能做到早发现、早确诊,不贻误病情和错失救治良机。在传播方式上,为了方便读者高效利用碎片化时间,也为了让读者有更多获取健康知识的途径,本套丛书在制作时把每部分内容都录制成音频,扫码即可听书。为保证科普的系统性,丛书以病种划分为册,比如《心血管疾病科普问答》《内分泌与代谢疾病科普问答》《小儿外科疾病科普问答》等,从而能最大限度地方便读者直截了当地获取自己关心的科普内容。最终形成的这套医学科普丛书既方便读者查阅,又有收藏价值,还具有工具书的作用。

坚守医学科普，还需要有执着的精神。医学科普的推广、普及并非一日之功，必将是一项长期性、系统性的工程，我们将保持团队的活力和活跃性，顺应时代发展，不断更新知识，更好地护佑百姓健康。

这样一群有责任、有情怀、有坚守、有创新的杰出医者为天下苍生之安康所做的这件事，看似平凡，实则伟大。笔者坚信，他们在繁忙的临床、科研、教学工作以外耗费大量心血创作的这套大型医学科普丛书，必将成为医学史上明珠般的存在。不求光耀医史长河，但求为百姓答疑解惑，给每一位读者带来实实在在的健康收益。

中国工程院院士　张运

2023 年 4 月

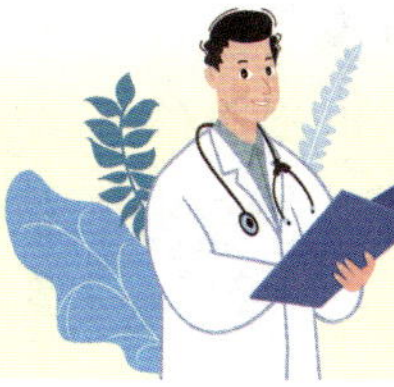

序二

让医学回归大众

欣闻“医万个为什么——全民大健康医学科普丛书”，这套由近千名医学领域专家和临床一线中青年医务人员撰写完成的丛书即将付梓，邀我作序，幸何如之。作为丛书总策划、总主编胡三元教授的同窗挚友，能先一睹著作，了解丛书撰述缘由，详读精心编写的医学科普内容，不禁感叹齐鲁医者之“善爱之心”及医学科普见解之独到。

庞大的丛书作者背后是民生温度。从医三十多年，我始终认为大众健康素质和健康意识的提高，是健康中国建设的重要内容。作为医生，应该多写科普类文章，给老百姓普及健康和医学知识，拉近与人民群众的距离，让科普成果切切实实为百姓带去健康福祉。

执好一支笔，写好小科普

医疗是一个专门的领域，由于人体的复杂性，注定了疾病本身往往是非常复杂的。虽然自 19 世纪以来，医学随着科学技术的现代化而飞速发展，人类攻克了很多疾病，但仍有许多疾病严重威胁着人类健康及生活质量。

医防融合是一个老话题，但不应只定格在诊室，还要延伸到诊室外，让医学科普知识融入百姓的日常生活，成为百姓的家居“口袋书”，对防病更能起到重要作用。

普通民众的医学知识毕竟有限，在生活水平日益提高的当下，健康无疑是最热门的话题之一，可很多民众的防病及治病方式存在诸多误区，有些方法甚至还有害无益。

得益于互联网传播和智慧医疗的日益发达，许多执业医师走上了科普道路，为民众普及健康常识，提高全民的健康素养。创作医学科普对大众健康有利，而对医者而言，也能丰富自己的知识，精细化自己的思维，在医学求知路上不断前进。“医万个为什么——全民大健康医学科普丛书”作为科普知识的大集锦，依托山东省研究型医院协会雄厚的专家团队，凝聚起了近千名专家和中青年医学骨干力量，掀起“执好一支笔，写好小科普”热潮，在新世纪的今天，可谓功不可没，意义深远。

编好一套书，护佑数代人

科普不仅能够预防疾病的发生，很多已经发生的疾病也能够通过科普获得更好的预后。从这个意义上说，医生做科普的意义绝不亚于治病。从落实健康中国战略，到向世界发出大健康领域的“中国之声”，在疾病防治上，我国医者贡献了不少中国智慧和中国方案。

“医万个为什么”脱胎于我们小时候耳熟能详的“十万个为什么”科普丛书，初读就觉得接地气、有人气。丛书聚焦的问题，也全部是与百姓息息相关的疾病疑难解答，全面、权威、可信、可靠。

尤让我耳目一新的是这套丛书创新性地采取了漫画插图以及音频植入的方式，相比单纯的文字阅读，用画图和语音的方式向读者介绍，会更直观。很多文字不易表达清楚的地方，看图、听音频会一目了然、一听而知，能切实助推健康科普知识较快为读者所掌握，不断提升大众对健康科普的认同感，相信丛书出版后，也会快速传播，成为百姓口口相传的“健康锦囊”。

凝聚一信念，擘画大健康

一头连着科普，一头连着百姓；一头连着健康，一头连着民生。

毫无疑问，“医万个为什么——全民大健康医学科普丛书”的编者们举山东之力，聚大医之智，以“善爱之心”成此巨著，已经走在了医学科普传播的最前沿，该丛书在当代医学科普领域堪称独树一帜之作。

我也殷切希望，医者同仁能怀赤子之心，笔耕不怠，医防融合，不断践行“让医学回归大众”的使命，向广大人民群众普及医学知识。期待本丛书成为护佑百姓健康的“金字招牌”，为助力健康中国建设做出应有贡献。

最后，向山东省研究型医院协会及各位同仁取得的成绩表示钦佩，并致以热烈的祝贺。

中国工程院院士

2023 年 5 月

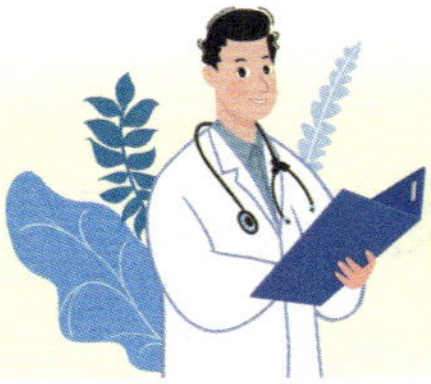

前言

随着社会的发展以及现代人健康意识的不断提高，人们越来越重视疾病的预防和筛查。骨科疾病作为常见疾病之一，可见于各个年龄段的人群，但人们对骨科疾病的认识却并不完善。

本书通过一问一答的方式，用通俗易懂的语言向大家解释了各种骨科疾病的基础知识，可使读者对骨科疾病形成基本认识。本书还囊括了生活中常见的骨科疾病，如颈椎病、腰椎病、关节病、常见的骨折以及大家比较担心的肿瘤性骨病，并从疾病的发生、分类、临床表现、治疗以及日常生活中的预防等多方面进行介绍，力求用简单的语言来解释医学专业知识，以达到为读者储备骨科疾病基础知识，避免盲目选择治疗方法的目的。

医学科学技术作为保护人类健康的重要因素，它的发展不仅体现在医学科学技术发展本身，还体现在大众群体对医学的理解认识上。为使人们对疾病有基本的认识，医学科普显得尤为重要。因此，本书根据疾病类别进行问答，将医学知识巧妙地融于生活之中，力求生动易懂，使深奥的专业知识变为通俗易懂的科普知识。希望本书的出版能让广大读者更多了解骨科疾病的相关知识，从而为全民健康贡献编者的绵薄之力。由于编者水平所限，书中难免有疏漏之处，还请广大读者和同行不吝赐教。

[illegible] [illegible] 苏庆军

2024 年 8 月

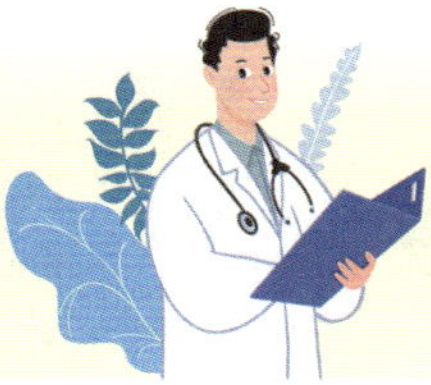

目录

脊柱外科疾病

颈椎退行性疾病

腰椎退行性疾病

胸椎管狭窄症

脊柱创伤性疾病

脊柱畸形

脊柱炎症性疾病

骨质疏松症

关节外科疾病

肩关节疼痛

肘关节疼痛

腕关节疼痛

手指关节疼痛

髋关节

膝关节疾病

踝关节疼痛

关节镜手术

人工关节

创伤外科疾病

上肢创伤

脊柱骨折

髋部骨折

膝部骨折

踝部骨折

围手术期护理

骨肿瘤外科疾病

手足外科疾病

手外科

足踝外科

小儿骨科疾病

足内翻

关节弹响

臀纹不对称

生长痛

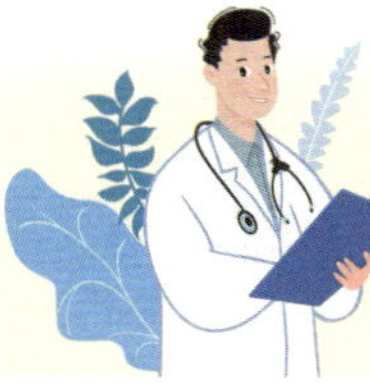

脊柱外科疾病

颈椎退行性疾病

1.什么是颈椎病?

颈椎病是指颈椎椎体、椎间盘等退行性变及其继发性改变,是最常见的脊柱外科疾病之一。

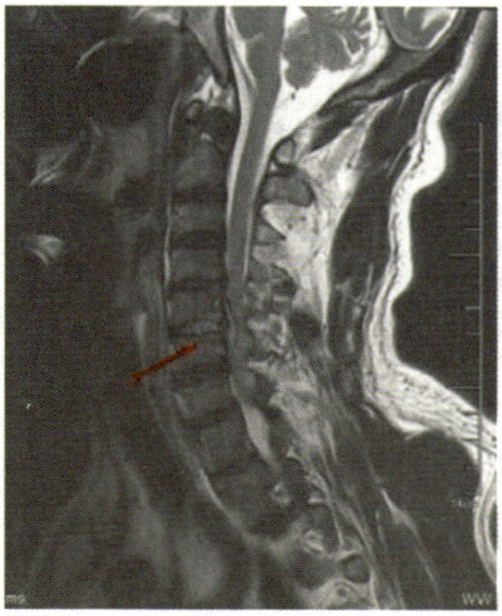

2.有哪些引起颈椎病的原因?

(1)颈椎退行性改变:颈椎退行性改变(简称"退变")是颈椎病发生的主要原因。其中,颈椎间盘的退变尤为重要,是颈椎各结构退变的首发因素,并由此演变出一系列颈椎病的病理解剖及病理生理改变,包括:①椎体边缘骨刺的形成;②椎间盘突出、椎间隙高度变小;③椎间不稳定;④椎管矢状径及容积减小;⑤椎间孔狭窄。

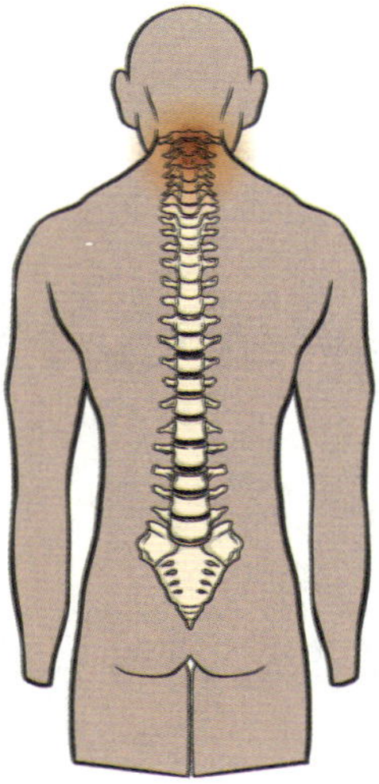

（2）发育性颈椎椎管狭窄：颈椎椎管内径不仅与颈椎病的发生及发展有关，而且与颈椎病的诊断、手术方法选择以及预后判定也有着十分密切的关系。有些患者颈椎退变严重，骨赘增生明显，但并不出现四肢麻木等临床症状，其主要原因是颈椎管发育较宽，椎管容积大，椎管内有较大的代偿间隙。而有些患者颈椎退变并不十分严重，但由于颈椎管先天发育狭小，椎管内代偿空间小，稍有颈椎间盘向椎管内突出即可压迫神经，因此症状出现的时间早且比较严重。

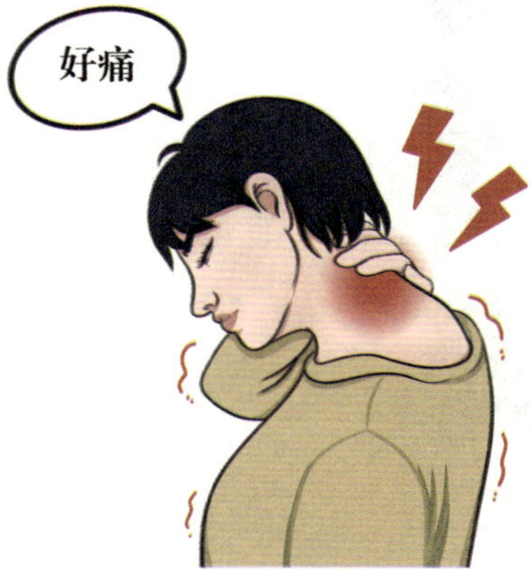

（3）慢性劳损：其主要原因有以下三种情况：①不良的睡眠体位：长时间维持不良睡眠姿势且不能及时调整，容易引起颈部肌肉、韧带及关节的平衡失调，继而引起颈椎的退行性改变。慢性劳损易被患者忽视，但其与颈椎病的发生、发展、治疗及预后等有直接关系。②不当的姿势：长时间处于不当的姿势，如长时间低头弯腰工作而又不注意调整的人群容易罹患颈椎病。③不当的体育锻炼：正常的体育锻炼有助于健康，但超过身体耐受量的运动，如以头颈部为负重支撑点的人体倒立或翻筋斗等，均可加重颈椎的负荷。

（4）颈椎的先天性畸形：若患者存在颈椎发育过长或过短，颈椎体先天性骨性融合、斜颈、后凸畸形等，均易发生颈椎病。

3.哪些人群容易得颈椎病?

以下四类人群比较容易罹患颈椎病:第一类是长期低头工作的人,如教师、编辑、司机,以及需长时间低头做手术的外科医生等。第二类是颈部容易受伤的人群,如杂技演员、足球运动员等。第三类是在电脑前工作及经常玩手机的人群,由于长时间保持低头弯腰姿势,颈部活动量少,产生积累性损伤,这类人群容易罹患颈椎病。第四类是喜欢枕高枕头的人群。枕高枕头会使颈部长时间处于屈曲状态,造成颈部组织慢性损伤,所以"高枕"不一定会无忧,但会对颈椎造成伤害。

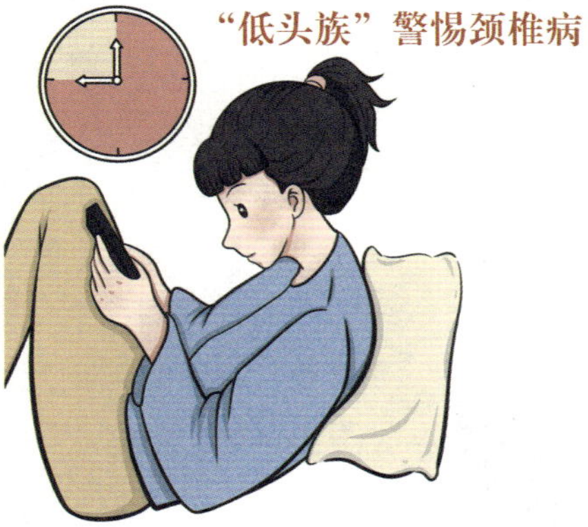

4.颈椎病有哪些类型?

目前,国内最常采用的颈椎病的分型方法是按照临床表现、压迫部位及产生原因,分为神经根型、脊髓型、椎动脉型、交感神经型和混合型。

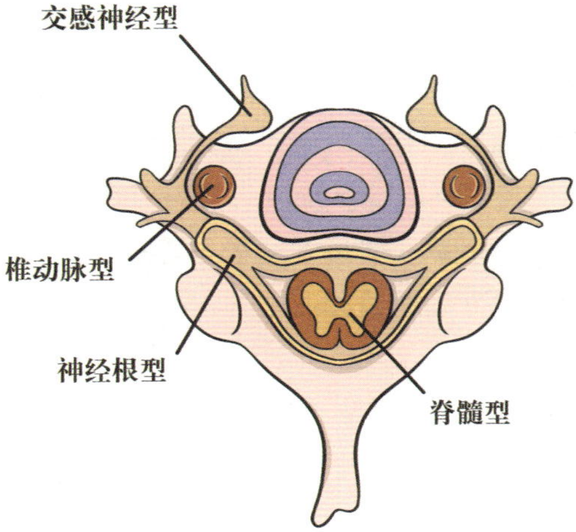

5.神经根型颈椎病有哪些临床表现?

(1)颈部疼痛:患者的表现轻重不一,有时可有明显的颈痛、椎旁肌肉压痛、颈椎棘突或棘突间的压痛,压头试验或叩头试验可诱发上肢的放射性疼痛。若为单纯性钩椎关节退变及骨质增生所致,则颈部疼痛症状较轻微,甚至可无特殊发现。

(2)神经根性痛:此种疼痛最为多见,其范围与受累椎节的脊神经根分布区域一致。与根性痛相伴随的表现是该神经根分布区感觉障碍,以手指麻木、指尖感觉过敏及皮肤感觉减退等为多见。神经根性放射性疼痛有时非常剧烈,可使患者坐卧不安、彻夜不眠,常将颈部与上肢固定于某一姿势而不敢活动。

(3)神经根性肌力障碍:以神经前根受压者为明显,肌力减弱并出现肌萎缩,其受累范围也仅局限于该脊神经根所支配的肌组,在手部以大鱼际肌、小鱼际肌及骨间肌为明显。

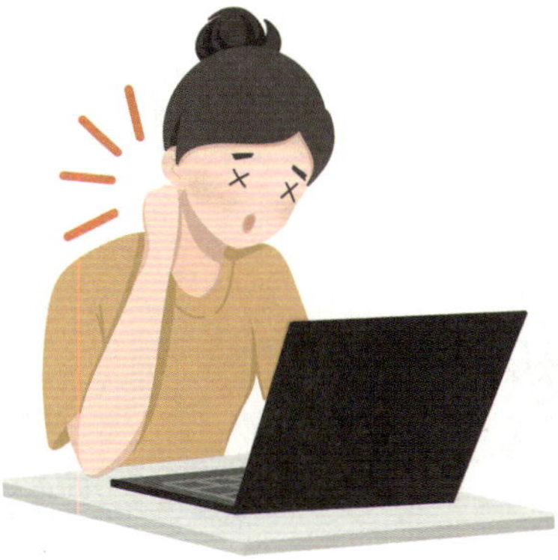

(4)肌腱反射改变:此为受累脊神经根所参与的反射弧出现异常,根据受累神经根不同,可出现肱二头肌反射、肱三头肌反射、桡骨骨膜反射减退或消失,检查时应与对侧相对比。单纯根性受累不应有病理反射,如伴有病理反射,则表示脊髓同时受累。

6.脊髓型颈椎病有哪些临床表现?

(1)常见表现:其临床表现因病变脊髓被侵袭的程度、部位和范围而异。患者感觉障碍多不规律,常表现为手臂的麻木,如手笨拙、无力,无法完成写字、系鞋带、用筷子等精细动作,随病情发展,可有手内在肌萎缩,并出现其他上肢肌力减退,可有胸或腹束带感,此时常伴腹壁反射增强。霍夫曼征(Hoffmann sign)多显示阳性,可有反向桡骨骨膜反射,即敲击肱桡肌腹或肱二头肌腱致手指快速屈曲。少数高位脊髓病变者可有肌张力增高,腱反射亢进等上运动神经元损害表现。下肢多为上运动神经元通路异常,表现为肌张力不同程度增高和肌力减损,膝反射和跟腱反射活跃、亢进,出现踝阵挛、髌阵挛,巴宾斯基征(Babinski sign)呈阳性。肌张力增高会导致患者走路不稳,如快走时易跌倒,步态蹒跚,可出现痉挛步态。脊髓型颈椎病患者很少出现排尿、排便困难及括约肌功能障碍。

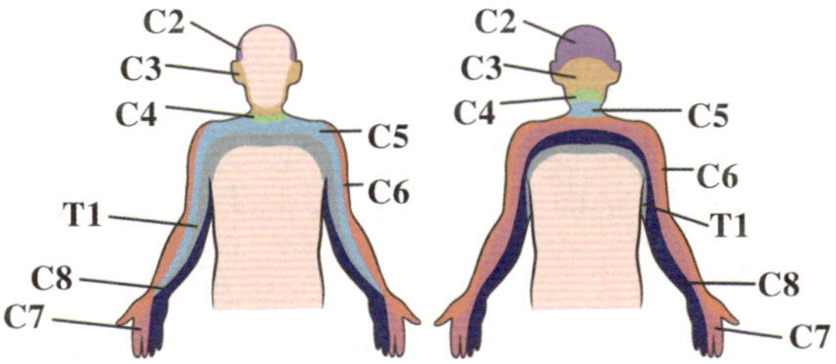

不同颈椎神经根的感觉支配区域，相应的神经根病变可以导致相应区域的感觉异常

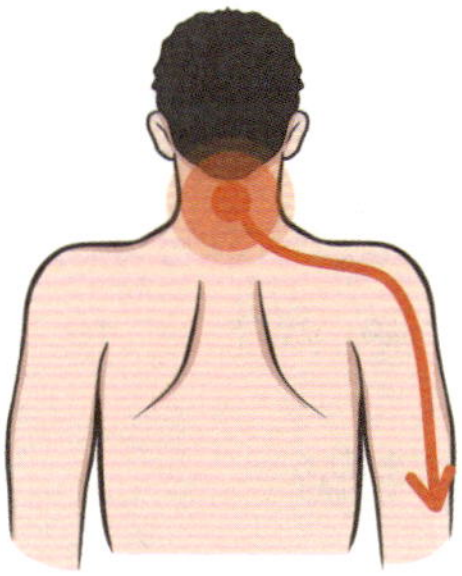
颈椎病可以引起上肢放射痛

(2)多变性表现:由于脊髓受压病变的不均衡性,脊髓型颈椎病的神经系统异常表现为多变性。患者两侧病变可能轻重不同,甚至偏重一侧,但极少出现脊髓半横切,即脊髓半切综合征,后者多见于髓内肿瘤。以上肢功能障碍为主者表现为神经根症状,多为下运动神经元通路障碍,病变在脊髓中央,两侧灰质周围。以下肢症状为主者,主要表现为上运动神经元通路障碍,为脊髓外周长传导束纤维受累所致,下肢神经功能异常也如前述。少数患者上肢症状轻微或无症状,需与胸椎管狭窄症鉴别。前脊髓动脉型颈椎病并不多见,但其起病急,运动障碍一般是下肢重于上肢,温觉与痛觉减弱或消失,而深部感觉大多正常,可出现反射亢进和病理反射。

7.椎动脉型颈椎病有哪些临床表现?

(1)一般症状:患者会出现颈痛、后枕部痛、颈部活动受限等表现,如波及脊髓或脊神经根,则出现相应症状。

(2)椎-基底动脉供血不全症状:①患者会出现偏头痛,疼痛以颞部最为剧烈,多呈跳痛或刺痛。②迷路症状,主要为耳鸣、听力减退及耳聋等症状。③患者会出现前庭症状,主要表现为眩晕。④患者会出现记忆力减退。⑤患者会出现视力障碍，如视力减退、视物模糊、复视、幻视及短暂的失明等。⑥患者会出现精神症状，以神经衰弱为主要表现，多伴有近事健忘、失眠及多梦现象。⑦患者会出现发音障碍，主要表现为发音不清、嘶哑及口唇麻木感等，严重者可出现发音困难，甚至影响吞咽。⑧患者会出现猝倒，即当患者在某一体位转动头颈时，突感头昏、头痛，患者立即抱头，双下肢似失控状发软无力，随即跌（坐）倒在地。

（3）自主神经症状：一般为胃肠、心血管及呼吸系统症状，个别患者可出现瞳孔缩小、眼睑下垂及眼球内陷等。

8.交感神经型颈椎病有哪些临床表现？

患者的临床表现为头晕、眼花、耳鸣、手麻、心动过速、心前区疼痛等一系列交感神经症状，X 线片可见颈椎失稳或退变，椎动脉造影呈阴性。

9.脖子疼痛一定是颈椎病吗？

脖子疼痛并不一定是颈椎病，如当长时间劳作或长时间保持坐姿时，都会导致肌肉组织慢性劳损，这种情况便会引起脖子疼痛。另外，因睡姿不当导致落枕时，也会引起脖子疼痛。绝大部分脖子疼痛主要是由于颈背肌筋膜炎、颈肌劳损等肌肉因素造成的疼痛。因此，颈椎病可以造成脖子疼痛，但脖子疼痛不一定就是颈椎病。只有合并了相应的神经或血管压迫症状（如偏头痛、耳鸣、失眠、视力减退、猝倒）的脖子疼痛，才能诊断为颈椎病。

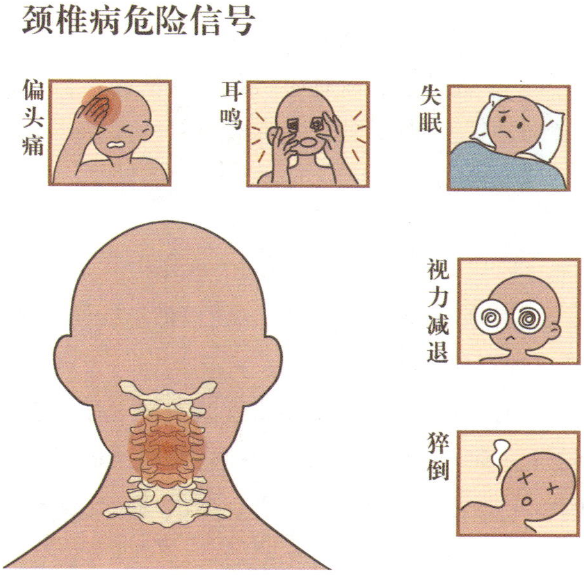

10.胳膊和手像过电一样疼是怎么回事?

胳膊和手像过电一样疼的最常见原因是颈椎病变压迫颈部神经根,出现了向上肢的放射样疼痛。患者若出现这种情况,应做颈椎磁共振检查,明确神经受压迫的原因及部位。此外,若其他原因可能是周围神经病变或者肌肉疲劳,也可导致这种症状。例如,当手臂神经有炎症或肌肉用力过多过猛等时会导致神经的牵拉和受损,从而引发手臂神经窜痛、过电般疼痛症状。

11.头晕、头昏一定是由颈椎病引起的吗?

头晕、头昏不一定是颈椎病引起的,其分为两大类:一类是普通的头晕、头昏,包括昏昏沉沉、头脑不清醒、平衡障碍等临床症状,很多疾病都可以有这种普通的头晕现象,如感冒、失眠、情绪性疾病、高血压、脑梗死,以及女性在生理期或更年期都可以出现头晕、头昏。另一类是眩晕症,表现为天旋地转,可伴有运动障碍、共济失调、恶心、呕吐,严重者甚至出现神志障碍。其原因可能是脑血管病、后循环障碍、椎动脉型的颈椎病、梅尼埃病、耳石症等。

因此,很多疾病都可以造成头晕、头昏的表现,患者需要及时就医,明确病因。

12.手麻一定是由颈椎病引起的吗?

手麻不一定全是由颈椎病引起的。颈椎病可引起手麻,但这种手麻常有与受累神经根相关的明确定位,且合并与颈椎病相关的临床表现,如上肢放射痛。

除了颈椎病外,还有很多原因可以引起手麻,如正中神经卡压引起的腕管综合征,表现为拇指、食指、中指麻木;尺神经在肘关节后方受压导致的肘管综合征,表现为小指和无名指的麻木,这些疾病往往需要手术解除神经压迫才能缓解症状。中枢神经系统的异常病变,如脑出血、脑梗死等也会引起手麻木。代谢性疾病,如糖尿病周围神经病变,也可能引起手部麻木。

13.颈椎病会导致瘫痪吗?

颈椎病是否会导致瘫痪,因颈椎病的严重程度而异。神经根型颈椎病可引起肢体的单个肌群无力或瘫痪。重度的颈椎病,尤其是压迫严重的脊髓型颈椎病,可出现手部活动受限、行走不能、大小便失禁等瘫痪表现。在此基础上,如果发生了颈部急性损伤，可能造成颈部脊髓严重损伤，从而造成四肢完全性瘫痪，严重者危及生命。因此，脊髓型颈椎病的患者，一旦确诊，应当早期手术治疗。

14.颈椎病患者通常需要做哪些辅助检查?

(1)X线片：其包括正侧位、过伸过屈位、双斜位X线片，可以提供颈椎的基本信息，如颈椎曲度变化、颈椎稳定性、椎间隙狭窄、椎间孔狭窄、骨赘增生等。

(2)核磁共振：其能够直观地观察椎间盘退变的程度及对脊髓、神经根、血管压迫的情况，对了解脊髓内病变有着无可替代的作用，是颈椎病患者的首选检查方法。

(3)CT：提供颈椎所有骨质形态结构的细节信息，观察椎间盘突出及骨性椎管狭窄的程度，以及后纵韧带和黄韧带有无钙化和骨化。

15.哪些常见疾病与颈椎病有相似表现?

以下常见疾病的表现常与颈椎病相似：

(1)颈肩部软组织的慢性炎症或劳损，如肌筋膜炎、肩周炎、网球肘等。

(2)上肢周围神经压迫症，如胸廓出口综合征、腕管综合征、肘管综合征等。

(3)脊柱、脊髓肿瘤，肿瘤侵犯或压迫神经会导致疼痛、麻木，或运动障碍。

(4)脊柱、脊髓结核，以及脊髓空洞症。

(5)运动神经元疾病。

16.颈椎病有哪些治疗方法?

(1)药物治疗：包括应用止痛剂、镇静剂、维生素、脱水剂，对症状的缓解有一定的效果。

(2)颈托外固定：在急性发作时，戴颈托保护颈部并限制颈部活动，可以使颈部组织得到休息而减轻症状。牵引型颈托可增加颈椎神经根孔容积，减轻对神经根的压迫刺激。

(3)牵引治疗：对于神经根型颈椎病，牵引可以减轻椎间盘内的压力，使突出的椎间盘组织能够部分还纳于椎间隙，减轻或避免对神经根的刺激，从而消除神经根的压迫症状。

(4)按摩推拿疗法：这是颈椎病较为有效的治疗措施。它能缓解颈肩肌群的紧张及痉挛，松解颈部软组织粘连以缓解颈肩部疼痛。但对于脊髓型颈椎病患者，禁止按摩和复位，否则极易加重症状，甚至可导致截瘫。

(5)理疗、针灸：此种治疗可改善血液循环，缓解肌肉痉挛，消除肿胀以减轻症状。

(6)运动疗法：各型颈椎病症状基本缓解或呈慢性状态时，可进行加强颈部肌肉力量的锻炼以稳定颈椎。但在症状急性发作期宜进行休息，不应增加运动刺激。患者有较明显或进行性脊髓受压症状时应禁忌运动，特别是禁忌颈椎后仰运动。椎动脉型颈椎病时，颈部旋转运动宜轻柔缓慢，要适当控制幅度。

(7)手术治疗：患有严重神经根型颈椎病、脊髓型颈椎病者，以及保守治疗无效者，应当考虑手术治疗。

17.颈椎病能够通过保守治疗治愈吗?

部分神经根型颈椎病、椎动脉型颈椎病、交感神经型颈椎病患者，通过保守治疗能够缓解或消除症状，达到良好的临床疗效。但部分患者在劳累或过度活动时，颈椎病的症状仍可复发，仍需要进一步治疗，必要时可能考虑手术治疗。对于脊髓型颈椎病患者，一旦确诊，建议早期行手术治疗。

18.严重的颈椎病患者可以不做手术吗?

对于严重的颈椎病患者，如肌力明显下降且肌萎缩的神经根型颈椎病，或出现运动障碍的脊髓型颈椎病，均应早期手术治疗，只有解除神经压迫，才利于神经功能恢复。如果延迟手术，受压的神经不能及时解除压迫，则可能进一步发生缺血性坏死，造成不可逆的损伤，严重者会完全瘫痪。在这种情况下，即便立刻手术治疗，效果也不会理想。因此，神经受损严重的颈椎病患者应当尽早手术治疗。

19.手术治疗有风险吗?

任何手术，无论大小，都有相应的风险。颈椎病的手术风险除了与病情的严重程度有关外，还与患者的年龄、身体状况、营养状态、医疗条件、手术医生团队水平等相关。一般来讲，颈椎病的手术治疗是非常成熟的，风险相对较低，基本不会出现手术后瘫痪的情况。其常见的风险包括以下两个方面：

(1)手术本身的风险：颈部有很多大的血管、神经，以及气管、食道等重要器官，手术有可能损伤到这些重要组织或器官，引起相应的并发症。但颈椎手术已很成熟，对于经验丰富的手术团队而言，手术中出现损伤的风险是非常低的。

(2)内科的风险：其包括心脑血管意外、心肺功能减退及术后下肢深静脉血栓、肺栓塞的可能性等。在手术之前，要全面地对患者进行检查和评估，力争将此风险降至最低。

20.治疗颈椎病常用的手术方法是什么？

颈椎病的手术方法有很多种，从手术入路上来讲，有颈椎前路手术、颈椎后路手术和颈椎前后路联合手术；从手术方式上来讲，有开放性手术和微创手术等。

颈椎前路手术是指在颈部前方或侧前方到达病变部位进行治疗，手术过程分为对神经的减压和重建稳定性两方面，包括颈椎间盘切除减压内固定术(ACDF)、颈椎椎体次全切除减压内固定术(ACCF)和颈椎人工椎间盘置换术等。颈椎后路手术是在颈部后方到达脊髓后方，主要包括椎管扩大成形术、椎板切除减压固定融合术。如果患者的颈髓压迫严重，有可能需要颈椎前后路联合手术。颈椎微创手术包括脊柱内镜手术和微创通道手术，近些年已经取得了很大的进步。

手术医生会根据患者的症状、体征、压迫神经的部位和程度综合判断，确定适合患者的最佳手术方式。

21.颈椎病手术治疗时需要放金属内固定物吗？

颈椎病的手术治疗包括减压和重建两个关键步骤。如果是单纯髓核突出引起的神经根型颈椎病，可行颈椎后路内镜治疗，这种手术只切除少许椎板结构，不影响颈椎的稳定性，是不需要植入金属内固定物的。但绝大多数颈椎手术，包括颈椎前路和后路手术，均需要重建颈椎稳定性，是需要植入钛板、钛钉等金属内固定物的。

22.颈椎手术放置的金属内固定物会影响磁共振检查吗？

目前，颈椎手术植入的金属内固定物一般是由钛合金制造成的，不影响磁共振检查。但各个地区所使用的材料可能有所不同，故在做磁共振检查前应咨询手术医生。

23.颈椎手术放置的金属内固定物需要再次手术取出吗？

颈椎手术植入的金属内固定物一般是由钛合金制造成的，与人体组织相容性好，不易发生排斥反应，如无特殊情况，一般不需要再次手术取出。

（张凯宁　邹德波　李经坤）

腰椎退行性疾病

1.哪些原因会造成腰痛？

腰痛的病因有很多且较复杂，既可以因腰部疾病引起，也可以因其他因素引起。例如，创伤、感染、肿瘤、代谢紊乱、软组织病损、神经根受压等都可以引起腰痛，主要可分为以下几类：

（1）腰椎退变性疾病，如腰椎间盘突出症、腰椎管狭窄症、腰椎滑脱、腰椎失稳症、退行性腰椎侧弯、腰椎小关节半脱位、腰椎劳损、腰椎棘上韧带炎、第3腰椎横突综合征、粘连性蛛网膜炎和神经根鞘纤维化等。

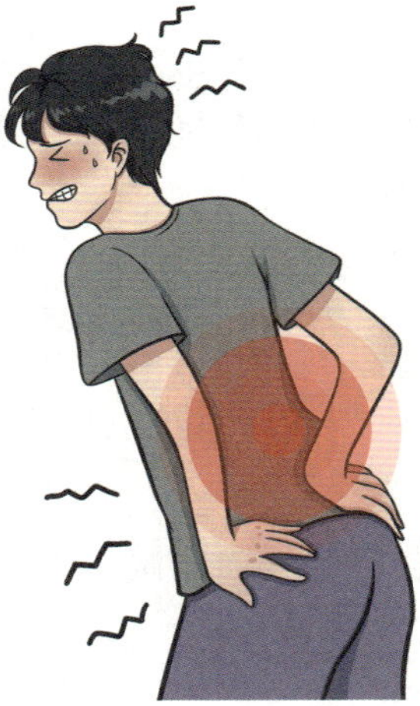

（2）血清反应阴性关节病，如强直性脊柱炎、银屑病性关节炎和类风湿性关节炎等。

（3）感染性疾病，包括脓毒血症、椎间盘炎、骶髂关节炎、椎骨骨髓炎、腰大肌脓肿、结核、真菌感染和病毒感染（带状疱疹）等。

（4）脊柱肿瘤，如原发性或转移性脊柱肿瘤，或伴椎体病理性骨折。

（5）代谢性疾病，如骨质疏松症、软骨钙化、褐黄病和变形性骨炎等。

（6）牵涉痛以及心理因素。腰痛特别是慢性腰痛与心理因素密切相关。

2.腰肌劳损有什么典型症状？

腰肌劳损是腰部肌肉及其附着点筋膜或骨膜的慢性损伤性炎症，为腰痛的常见原因之一。腰肌劳损表现为长期反复发作的慢性腰背部疼痛，呈胀痛或酸痛，疼痛一般累积范围较广，整个腰背部均可有疼痛，在久站、久坐或弯腰劳动等情况下加重，活动后减轻，但一段时间后腰痛又会加重。

3.腰肌劳损该怎么治疗?

（1）急性期通常需要休息。如果疼痛严重，患者可以通过短期卧床，使腰部肌肉得到放松，从而缓解症状，也可以短期佩戴腰围，使腰部得到外力支撑，减少腰肌做功。

（2）腰肌劳损进入慢性疼痛期时，如果患者疼痛不严重，或为间歇疼痛，应当进行腰背肌功能锻炼，增强腰部的肌肉力量，以避免腰痛再次发作。

（3）理疗是比较好的改善腰肌劳损的方法，主要通过热、电、力等多方面物理因子，对患部进行治疗，能够促进腰部的血液循环，缓解腰部疲劳。患者在生活中还要做好腰部的防寒保暖，避免受寒。

（4）药物治疗。如果腰部疼痛严重影响患者的日常生活，可以应用一些药物帮助减轻症状。常用的药物包括非甾体抗炎药、肌松剂和活血药物，如布洛芬、乙哌立松等，也可以使用外敷膏药。

（5）养成良好的生活习惯。腰肌劳损患者在日常生活中应注意劳逸结合，避免对腰部损伤较大的活动，如弯腰搬重物、举重等动作。在日常生活中应当避免久坐，调整正确坐姿并适当进行腰部的功能活动。

4.什么是肌筋膜炎?

肌筋膜炎常由于慢性劳损、潮湿、寒冷等因素引起，常见于青壮年，老年人也可以发病。其发病部位见于颈肩部、腰背部，疼痛部位固定。在晨起时，患者发病部位会有明显僵硬感，并伴随明显疼痛，适当活动后，僵硬感逐渐减轻。如果患者发病时间比较长，可以出现明显的肌肉痉挛或硬结。不过，在按摩或理疗后，肌肉痉挛可消失，疼痛感也会明显减轻。

5.如何锻炼腰背肌?

（1）五点支撑法：患者取仰卧位，去枕屈膝，以头、双肘、双足为支撑点，使背部、腰臀向上抬起，悬空后伸，保持 10～15 秒，放松休息 3～5 秒，连做 5～7 次，一组 10 次，每日做 2～3 组。

（2）三点支撑法：患者取仰卧位，双手放置于胸前，以头、双足为支撑点，使身体呈弓形撑起，腰背部尽力后伸，保持 10～15 秒，之后放松休息 3～5 秒，连做 5～7 次，一组 10 次，每日做 2～3 组。

（3）飞燕式：患者取俯卧位，以胸腹为支撑点，将头、腿轻轻抬起，尽量后伸，保持 10～15 秒，之后放松休息 3～5 秒，连做 5～7 次，一组 10 次，每日做 2～3 组。

腰背肌锻炼的次数和强度要因人而异，每天可练十余次至百余次。但锻炼应循序渐进，逐渐增加锻炼量，锻炼时动作应尽量轻柔，不要突然用力过猛，以防受伤。若患者锻炼后次日感到腰部酸痛、不适、发僵等，应适当减少锻炼频率或停止锻炼，以免加重症状。在腰腿疼痛急性发作时应及时休息或停止练习，以防加重原有症状。

6.什么是腰椎间盘突出症？

腰椎间盘突出症是较为常见的腰椎疾病之一，主要是因为腰椎间盘发生退行性改变，椎间盘的纤维环破裂，髓核组织突出（或脱出）于后方或椎管内，导致相邻脊神经根遭受刺激或压迫，从而产生腰部疼痛、坐骨神经痛、马尾综合征等一系列临床症状。随着年龄增长，椎间盘会慢慢出现老化，椎间盘内的水分越来越少，髓核弹性越来越差，接受外力的冲击能力越来越弱，轻微外力或劳累都可能导致椎间盘突出。另外，外伤性损伤、车祸、坠落伤、剧烈运动等也可导致腰椎间盘急性突出。

7.哪些人群容易得腰椎间盘突出症？

（1）久坐工作者：长时间持续地保持一个姿势不动很容易导致腰部疲劳和退变。错误的坐姿是腰椎间盘突出症的“引爆器”，会直接参与腰椎间盘突出症的形成；同样，不良的持续的站姿和卧姿也会加速腰椎的退变。

（2）重体力劳动者、运动员（投掷、跳远、跳高、举重、摔跤等运动员）：这类人群往往需要使用爆发力，而爆发力容易使腰椎发生暴力损伤。由于腰椎间盘没有血液供应，受到损害后难以自行修复。

（3）孕期女性：体内雌激素、孕激素水平发生改变，使保护腰椎的韧带松弛；妊娠又使腹部重量增加，腰椎间盘承受的应力增大；哺乳期时喂奶姿势不正确，也可能引起腰椎间盘突出。

8.腰椎间盘突出症会遗传吗？

二十岁以下的青少年发生腰椎间盘突出常存在家族遗传的可能性。部分人存在先天性的骶椎腰化或腰椎骶化，其发生腰椎间盘突出的概率会较大。先天性脊柱侧弯的患者，由于腰骶椎受力不平衡，也容易发生腰椎间盘突出。

9.腰椎间盘突出症患者有哪些症状?

(1)腰痛：程度不一，一般不会很严重。当患者出现下肢放射痛后，腰痛情况往往会减轻。

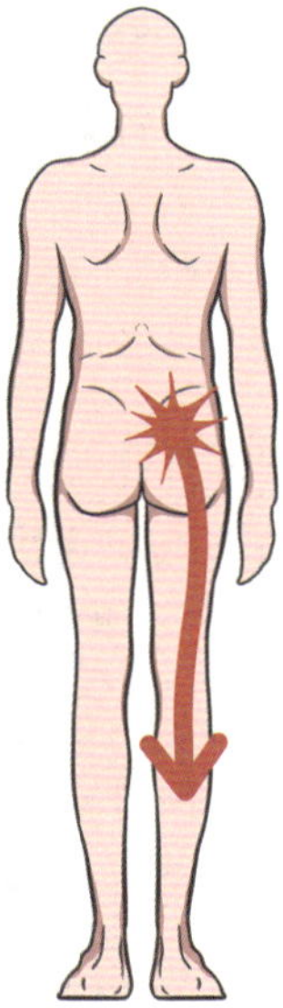

(2)坐骨神经痛：典型的坐骨神经痛是从臀部开始，放射到大腿后侧、小腿后外侧、足背或足跟部。咳嗽、打喷嚏及大小便等增加腹压的动作可诱发下肢疼痛加重。中央型腰椎间盘突出可能会引起双侧坐骨神经痛。

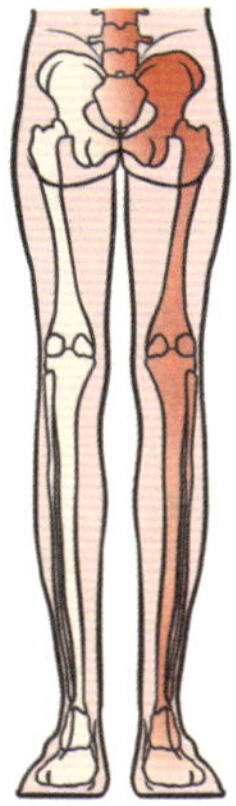

（3）下肢麻木及感觉异常：神经根受到突出的髓核压迫后，神经根支配区域可出现疼痛、麻木等异常感觉。

（4）下肢无力：神经根长时间受压会导致缺血缺氧变性而导致神经麻痹、肌肉瘫痪。腰 4 或腰 5 椎间盘突出通常压迫腰 5 神经根，导致足背伸无力，严重者会出现足下垂；腰 5 或骶 1 椎间盘突出通常压迫骶 1 神经根，导致足跖屈无力。

（5）马尾神经症状：在椎管的下段，脊髓下方的神经根丝聚集漂在硬膜囊内，看起来像马的尾巴，因此称为马尾神经。马尾神经由腰 2～5、骶 1～5 神经根组成。马尾神经在整个脊髓的末端，负责盆腔和下肢的感觉和运动，以及生殖器官、肠道和膀胱括约肌的功能。较大的中央型椎间盘突出压迫椎管内的马尾神经，会导致马尾神经功能障碍，患者出现排尿、排便困难，会阴区感觉减退等症状，需要尽早手术治疗。

10.腰椎间盘突出症的患者通常需要做哪些检查?

（1）患者首先应选择腰椎磁共振检查。磁共振可以清晰显示突出椎间盘的位置、大小及其与神经的关系，也可以清楚显示腰椎的解剖结构，以排除腰椎感染、肿瘤、骨折等相关疾病。

（2）CT 检查是诊断本病的一种重要方法，当患者不能行磁共振检查时，可选择做 CT 检查。CT 可显示向椎管内呈丘状突起的椎间盘阴影，硬膜囊和神经根鞘受压变形或移位。另外，也可显示黄韧带肥厚、椎管狭窄、侧隐窝狭窄、小关节增生、椎板增厚等情况。

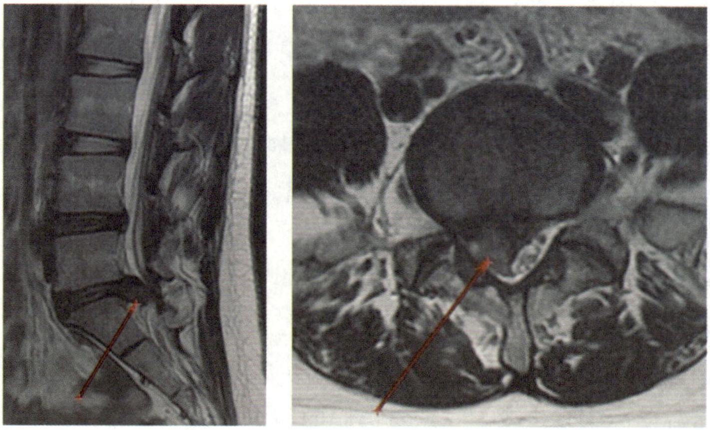

(3)腰椎X线片诊断腰椎间盘突出症价值有限,但可以观察到椎间隙变窄、椎体边缘骨质增生等间接征象。

11.腰椎间盘突出症一定需要治疗吗?

大多数腰椎间盘突出症是伴随着人体的自然老化而出现的,多数不会产生坐骨神经痛等临床症状,一般无须治疗。只有当突出的椎间盘压迫神经,引起相应的下肢麻木、疼痛,这才是真正需要治疗的"腰椎间盘突出症",这时才需要临床干预。

12.什么是腰椎间盘突出症的阶梯治疗?

腰椎间盘突出症是非常常见的脊柱外科疾病,治疗方法多样。临床上强调个性化治疗方案,遵循无创—微创—有创阶梯治疗的原则,具体包括以下阶段:

第一阶段是保守治疗。其方法包括卧床休息,以及使用支具、牵引、理疗、按摩、针灸、口服非甾体抗炎药或神经营养药等。通过正规的保守治疗,80%的患者症状会明显减轻。

第二阶段是注射治疗。其一般为神经根封闭或椎管内注射疗法。

第三阶段是介入治疗。对于经过长时间(超过3个月)保守治疗无效而又不愿接受手术的患者,介入治疗可解决部分问题。介入治疗损伤小,患者下床早,但是不能有效去除致压物,不少病例经过短暂的缓解后很快复发,治疗适应证较窄。

第四阶段是内窥镜治疗。其包括经皮内窥镜下腰椎间盘切除术(PELD)、后路显微内窥镜下腰椎间盘切除术(MED)、单侧双通道内镜技术(UBE)、开放式单孔脊柱内镜技术(OSE)等。

第五阶段是常规手术。一般为椎板间开窗术、半椎板切除术、全椎板切除术等常规手术,部分基层医院仍在开展此类手术。目前,这类手术逐渐被内镜手术所取代。

第六阶段是非融合固定技术。非融合固定技术治疗腰椎间盘突出症有严格的适应证,其适用于腰椎不稳定程度较轻的患者,为了防止不稳进一步加重而采用非融合固定技术,可保留脊柱的运动功能,不适用于合并脊柱畸形、椎管严重狭窄而需要广泛减压或存在严重滑脱的病例。

第七阶段是融合固定手术。这是腰椎间盘病变的终极治疗方案,适用于老年退变性腰椎疾病患者,具有术中出血少,术后疼痛轻、恢复快(术后第二天即可下床活动)，住院时间短的特点。

腰椎间盘突出症的阶梯治疗是根据患者的不同病理状态、临床表现以及全身情况等因素进行综合评估，选择最适合患者的治疗方法，达到最小创伤、最佳疗效、早期康复以及尽量保留功能的目的。

13.腰椎间盘突出症通过保守治疗能够治愈吗?

这是腰椎间盘突出症患者和家属最关心的问题。但事与愿违，腰椎间盘突出症是不能被治愈的，其症状经保守治疗可以缓解，但症状缓解后并不代表腰椎间盘再无突出，突出的椎间盘会持续存在，并不会随着治疗而消失。若腰椎间盘突出伴有明显症状，可以按照阶梯治疗原则选择个性化的治疗方案；若长期规范保守治疗后症状仍很严重，则需进行手术治疗。

14.牵引能够治疗腰椎间盘突出症吗?

说到牵引，其本质是拉拽，这样的外力迫使椎间隙变大，椎间盘回缩，减轻了对神经的压迫，从而减轻了腰痛、坐骨神经痛等症状。但是，牵引只适用于轻度腰椎间盘突出患者，即诊断为腰椎间盘膨出的患者，不适用于腰椎间盘脱出或伴随椎管狭窄的患者。

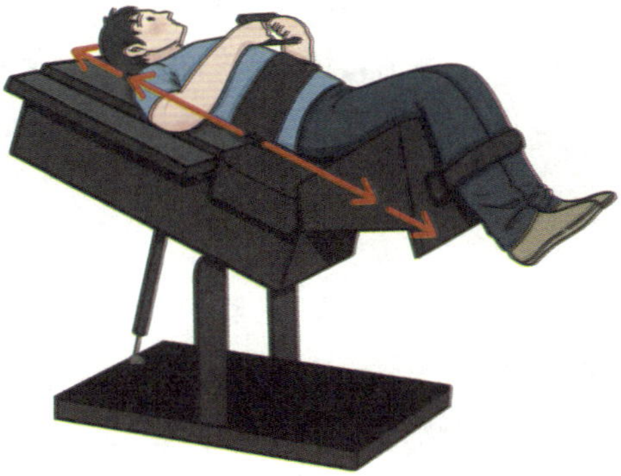

15.腰椎间盘突出症患者在什么情况下需要手术治疗?

大部分腰椎间盘突出症患者可通过休息、药物、牵引、理疗等保守治疗缓解症状。但是，也有部分患者症状非常严重，或保守治疗失败，就需要通过手术治疗才能解除病症。10%～20%的腰椎间盘突出症患者需要手术治疗。手术的主要目的是解除腰椎间盘突出引起的腰腿痛症状，当患者存在以下几种情况时，需要考虑手术治疗：

(1)患者首次发作但疼痛剧烈，尤以下肢症状明显，难以行动和入眠，处于强迫体位。

(2)患者下肢麻木无力，严重影响生活，经保守治疗无改善。

(3)特殊类型椎间盘突出症，如脱垂游离型、极外侧突出型患者需要手术治疗。

(4)合并马尾神经严重受压,引起大小便功能障碍者,需手术治疗。

(5)单根神经根麻痹,如足下垂伴有肌肉萎缩、肌力下降者,需手术治疗。

(6)合并腰椎管狭窄者,合并腰椎滑脱或腰椎不稳者,需手术治疗。

(7)症状显著且反复发作,保守治疗无效者,需手术治疗。

(8)高位及巨大椎间盘突出者,需手术治疗。

16.所有腰椎间盘突出症患者都可以内镜下微创治疗吗?

内镜下微创治疗创伤小,术后恢复快,费用较低,但不是所有腰椎间盘突出症患者都适合微创手术。微创手术适应证较窄,有其局限性,如术中可能不能彻底摘除突出的髓核,术后存在一定椎间盘突出复发的可能性。

腰椎间盘突出症实施内镜下微创手术一般需符合以下条件:①单节段腰椎间盘突出,以下肢放射痛为主要症状,而腰痛不明显;②突出的节段无滑脱或不稳等;③单纯的侧隐窝、椎间孔狭窄引起的神经根受压。

对于老年患者,一般椎间盘突出合并后方的黄韧带肥厚,椎管狭窄明显,一般也不适合做内镜微创手术。

17.腰椎间盘突出症患者手术治疗后有什么注意事项?

对腰椎间盘突出症患者来说,手术只是去除病痛的一个方面,术后仍需要保养身体,并在医生的指导下进行康复锻炼。

患者在腰椎术后要做到“五个避免”:避免过度用力;避免走路速度过快;避免久站久坐;避免劳累;避免长时间弯腰。此外,患者在术后外出及活动时应佩戴腰围(持续4~8周)并注意保暖,睡中等硬度的床且取平卧姿势,在慢跑、散步时要穿厚底鞋减轻椎间盘受力,并且应清淡饮食。

18.佩戴腰围时有哪些注意事项?

腰围对腰椎具有良好的制动和保护作用。根据不同的手术方案,医生通常建议患者在术后4~8周佩戴腰围保护。患者平卧休息时不需要佩戴腰围,只要离开床面,均需佩戴腰围保护。患者按期复查后,如果骨融合良好或腰椎稳定,可解除腰围。佩戴腰围期间,患者应注意加强腰背肌锻炼,防止腰肌失用性肌肉萎缩。

19.如何预防腰椎间盘突出症?

(1)保持腰椎的正确姿势,取坐位时应选择高且有靠背的椅子,卧位应选择软硬适合的床。

(2)在一定的时间内,应随时调节体位,不要长时间处于一种姿势,尤其是弯腰久坐,最易引起腰椎间盘突出。

(3)腰背肌功能锻炼可以加强腰部的力量和稳定性,改善局部血液循环,减轻和消除腰椎间盘周围软组织炎症,延缓和防止腰椎间盘突出。

(4)注意腰部保暖,避免受凉。

(5)举重物时,应将重物靠近身体放置。从地板上捡东西时,可先蹲下拾物,再慢慢站起来。

20.什么是腰椎管狭窄症?

腰椎管狭窄症是指各种原因引起的腰椎骨与软组织(关节突关节、椎板、黄韧带、椎间盘等)发生形态与组织结构的变化,导致中央椎管、神经根管、椎间孔处狭窄,使神经根和(或)马尾神经受到压迫,引起一系列临床症状。它是导致腰腿痛的常见病因之一,多发于50岁以上的中老年人。其发病原因较多,有先天发育性腰椎管狭窄,也有脊柱退变性疾病引起的腰椎管狭窄,还可以由于脊柱骨折、脱位、手术后引起腰椎管狭窄。其中最为多见的是退变性腰椎管狭窄症。

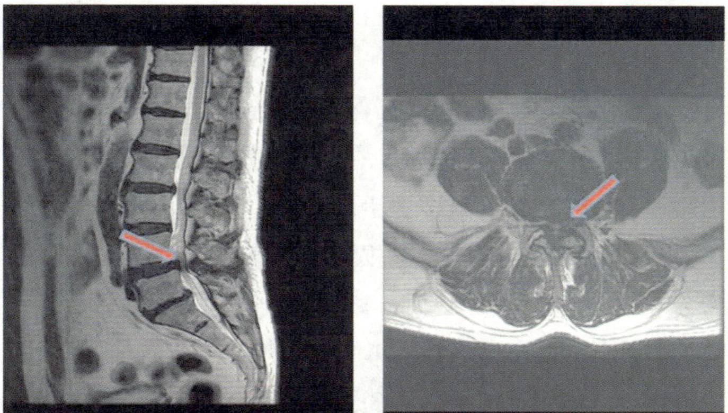

腰椎管狭窄

21.腰椎管狭窄症患者有哪些表现?

(1)神经源性间歇性跛行:患者步行一定距离(数米至数百米)后,会出现一侧和双侧腰酸、腿胀疼、下肢麻木、酸胀、无力以致跛行,当弯腰、蹲下或坐下休息数分钟后上述症状缓解,又可继续步行,但距离较正常人短。跛行的间歇距离可随着病情的逐渐加重而逐渐缩短,严重者不能下地行走。

(2)腰部后伸受限:当腰椎由中立位到后伸位时,椎管后方的小关节囊及黄韧带挤向椎管,椎管长度亦缩短,椎间孔变窄,以致椎管内及椎间孔内的有效空间变窄,并由此出现各种症状。

(3)主诉多,体征少:由于椎管狭窄使椎管及神经根管容积降至正常低限,患者主观症状较重;而经过休息后,症状减轻,查体往往无明显阳性体征。

(4)神经根受刺激症状:当神经根受到刺激而发生炎症时,患者可表现为持续性放射性神经根症状,多为酸痛、麻痛、窜痛、麻木、发凉或肌肉萎缩无力,程度不同。神经根症状的部位与受压神经根有关,相应的神经根性分布区针刺觉减弱、痛觉异常、肌肉力量减弱及腱反射异常。

(5)腰背部症状:腰椎管狭窄症患者的腰背痛与椎间盘突出引起的疼痛相比,常较轻微,并且有慢性加重的趋势。有些患者不活动时出现疼痛,当活动数小时反而减轻,但若活动时间过久,反而可产生较原疼痛更加剧烈的疼痛。而椎间盘突出产生的疼痛以活动时为主,休息时则可缓解。

22.腰椎管狭窄症能够保守治疗吗?

可以。对一些症状不严重、不影响日常生活的患者,或者有手术指征但不能耐受手术或不愿意手术的患者,可行保守治疗,具体方法如下:

(1)卧床休息:可缓解腰部肌紧张,有利于椎管内水肿消退。

(2)使用腰围保护:短期限制腰椎活动。

(3)理疗、推拿、按摩:可协助改善腰腿痛症状。

(4)药物治疗:使用营养神经、改善微循环、消炎止痛类药物。

(5)硬膜外封闭术:对一部分患者效果明显,可明显减轻间歇性跛行症状。

23.腰椎管狭窄症患者应当什么时候进行手术治疗?

经非手术治疗无效、症状影响日常生活者,出现明显的神经根症状伴肌无力者,伴有进行性加重的腰椎滑脱者,伴有腰椎侧凸或后凸者,影像学显示腰椎管狭窄严重且出现症状者，都应接受手术治疗。

24.如何手术治疗腰椎管狭窄症？

腰椎管狭窄症的手术包括减压神经和重建脊柱稳定性两个关键步骤。

（1）减压：按减压方式可分为直接减压和间接减压。直接减压的手术要打开腰椎椎管，去除压迫神经的韧带、骨赘、椎间盘，彻底解放神经；间接减压的手术方案主要为斜外侧腰椎椎体间融合术（OLIF），该手术不进入腰椎椎管，而是通过恢复椎间盘的高度来间接扩大椎管容积。按手术方案可分为微创减压和开放手术减压。微创减压主要在内镜辅助下进行，开放手术减压方式包括椎板开窗、半椎板切除、全椎板切除等。

（2）重建脊柱稳定性：通常需要采用内固定，并进行手术区植骨以达到永久的骨性融合。根据融合区位置的不同，融合术可分为后外侧融合术、椎体间融合术等。根据手术入路的不同，融合术可分为前入路腰椎椎体间融合术（ALIF）、斜外侧腰椎椎体间融合术（OLIF）、后入路腰椎椎体间融合术（PLIF）、经椎间孔腰椎椎体间融合术（TLIF）等。

25.什么是腰椎滑脱？

通俗来讲，腰椎滑脱就是腰椎两节相邻椎体发生了相对错位，即上一节椎体相对于其临近的下位椎体产生了滑移，方向可以是向前（最为常见，约占95%）、向后或者向侧方。腰椎滑脱是脊柱外科常见病症之一。它的发病率因种族、地区而异，我国发病率为4.7%～5%。发病者以青壮年较多，占85%；男性多于女性。

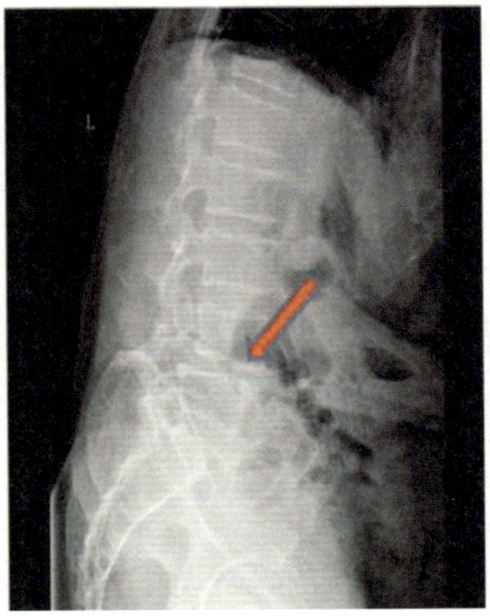

腰椎滑脱

26.腰椎滑脱和腰椎间盘突出症有什么区别?

两者会有相似的临床表现,但是从发病机制、病理解剖到治疗原则及方案等方面有着明显的不同。

从发病机制看,腰椎间盘突症是腰椎间盘脱离了其原有的位置并压迫了神经,而没有相邻两节腰椎间的滑移。而腰椎滑脱是指腰部相邻的两节脊椎出现了滑移,通俗讲就是错位了,这种错位造成了腰椎管狭窄并压迫了神经。因此,腰椎滑脱可以合并腰椎间盘突出。

从治疗方案上看,腰椎间盘突出症的治疗方案非常多样,一般采用前文提到的阶梯治疗的原则,而腰椎滑脱的手术治疗方案比较单一,就是复位固定融合手术。

27.腰椎滑脱可分为哪几类?

根据腰椎滑脱的病因,腰椎滑脱可为以下几类:

(1)椎弓发育不良性腰椎滑脱:是由于先天性骶骨关节突或者腰5椎体后方结构断裂,造成腰5椎体滑向骶骨前方。

(2)椎弓峡部裂性腰椎滑脱:椎弓崩裂是指发生于上下关节突间的峡部不连接,被认为是椎体滑脱的前期病变。椎弓崩裂后,向前弯腰时,腰椎失去了下关节突的阻挡作用,而逐渐出现了向前的滑移。

(3)退行性腰椎滑脱:随着年龄的增长,腰椎出现了老化退变。腰椎间盘髓核脱水,腰椎间盘失去了原来的高度,变得松弛、不稳定,腰部后面的小关节突关节受力增加,磨损增大,长时间的磨损使小关节突关节也逐渐出现不稳定。这样,腰部向前弯曲时,小关节突关节不能有效地阻挡腰椎向前滑脱,逐渐出现退行性腰椎滑脱。

(4)外伤性腰椎滑脱:这是急性创伤所致脊柱除椎弓根、椎板、关节突以外部位的骨折引起的滑脱。

(5)病理性腰椎滑脱:其继发于腰椎肿瘤、代谢性骨病等疾病。

(6)医源性腰椎滑脱:这是指外科手术中对脊柱后方结构切除减压而未固定造成脊柱不稳导致的滑脱。

28.腰椎滑脱患者有哪些症状?

并非所有的腰椎滑脱都有临床症状,大多数轻度腰椎滑脱患者没有症状。

患者的症状与年龄、性别、滑脱类型、滑脱程度、滑脱加重的速度、腰椎稳定情况、继发损害的程度相关，主要症状包括以下几个方面：

（1）腰部疼痛：疼痛涉及腰骶部，可以放射到臀部、大腿后侧，多为钝痛。疼痛可在过度运动和劳累后逐渐出现，或于一次扭伤之后持续存在。患者站立、弯腰时疼痛加重，限制活动或休息后疼痛减轻或消失，多为间断、反复发作，逐渐加重。

（2）坐骨神经痛：会出现下肢放射痛、麻木，力量减弱。疼痛及麻木症状可出现在两侧，但因腰椎紊乱后的扭曲侧弯可使两侧受损程度不一，而症状表现轻重不等，甚至只在单侧出现症状。

（3）间歇性跛行：若神经受压或合并腰椎管狭窄，则患者常出现间歇性跛行症状。

（4）马尾神经受牵拉或受压迫症状：滑脱严重时，马尾神经受累患者可出现双下肢麻木、乏力、肛门周围疼痛、会阴区麻木及大小便功能障碍等症状。

（5）体征：腰部检查可见患者腰椎前凸增加，臀部后凸，也可因神经根受压而出现腰椎变直；腰椎活动受限，前屈时疼痛经常加重；患椎棘突处压痛，可触及上一个棘突前移，而致局部形成台阶感。

29.得了腰椎滑脱要注意什么？

（1）患者应减轻体重，尤其是减少腹部脂肪堆积。体重过重会增加腰椎负担及劳损，特别是腹部脂肪堆积，更增加了腰椎在骶骨上向前滑脱的趋势。

（2）患者应保持良好的腰部姿势，避免弯腰久坐。

（3）患者应保持健康的工作和生活习惯，减少腰部过度旋转，避免弯腰持重和长时间弯腰干活，这样可减少腰椎小关节的过度劳损、退变，在一定程度上避免退行性腰椎滑脱的加重。

（4）患者应加强腰背肌肉的功能锻炼。强劲的腰背肌肉可增加腰椎稳定性，拮抗腰椎向前滑脱的趋势。

30.腰椎滑脱该怎样治疗？

不是所有的腰椎滑脱都需要治疗。实际上，相当一部分腰椎滑脱患者终生无腰痛症状而未经治疗。最新研究结果证实，获得性腰椎滑脱患者的慢性腰痛的程度及类型与正常人无实质性差异。

对有腰痛症状的腰椎滑脱患者，应明确疼痛的部位及性质，确定疼痛是否与滑脱有关，再考虑手术治疗。如果滑脱严重，已经压迫到神经，腰腿痛症状严重，保守治疗效果不好，甚至出现大小便功能障碍，则应该进行手术治疗。

31.腰椎滑脱应如何进行手术治疗?

针对不同类型的腰椎滑脱，采用不同的手术方法，总体手术治疗原则是复位、减压、内固定以及植骨融合。复位是指采用手术松解并结合器械提拉的方法，使滑脱的椎体恢复到原来正常的位置；减压在多数情况下采用椎板切除、神经根管扩大等方法，解除对神经根及马尾神经的压迫，缓解患者下肢疼痛麻木的症状；内固定是指采用螺钉将复位的椎体维持在正常的位置，防止椎体滑脱复发或腰椎不稳定，但内固定只能提供腰椎手术后短时间的稳定，其长期的稳定性最终需要依靠植骨融合来达到。目前，骨科医生多采用椎弓根螺钉内固定系统来固定滑脱的腰椎，某些患者可能单独或者同时植入椎间融合器，以增强手术后脊柱的稳定性，提高脊柱植骨融合率。经大量临床病例证实，这些手术效果非常理想，患者满意度高，已成为成熟的标准术式。

绝大多数患者会在术后就感到腿痛明显减轻，下肢麻木酸胀等感觉也会逐渐消失，肌肉力量慢慢恢复。患者可在术后早期下床活动，早期进行康复锻炼，逐渐恢复日常活动，一般在术后 3 个月左右进行复查。若恢复良好，则可以进行日常工作。

32.什么是腰椎不稳?

腰椎不稳是腰椎局部运动单元活动超出了正常的活动范围，在影像学上表现为相邻两节腰椎活动的角度过大或位移过大。患者常感到腰痛，腰像折断了一样，不敢弯腰活动，有时可伴随下肢神经疼痛麻木的症状。

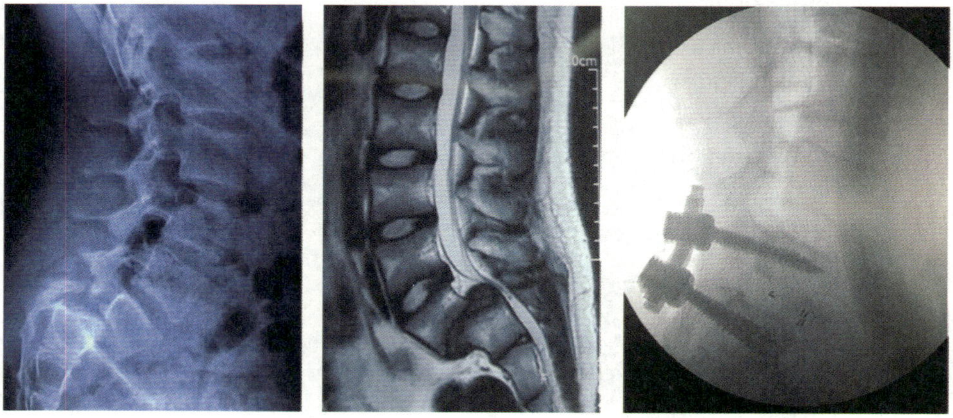

33.正骨能治好腰椎病吗？

中医正骨对治疗腰椎病有一定的临床效果，尤其是对于腰椎小关节紊乱或者腰骶关节错位等一系列慢性劳损性疾病，通过中医推拿按摩，配合手法复位，往往可以取得良好的治疗效果。但在治疗前，患者应该先明确诊断，配合腰椎X线片、CT或核磁共振检查，排除脊柱感染、脊柱肿瘤等疾病。中医正骨同样可以改善腰椎间盘突出症的临床症状，但无法治愈腰椎间盘突出。另外，如果椎管狭窄严重、下肢神经症状严重或合并腰椎失稳，禁忌行正骨复位。

34.什么是腰椎椎体间融合术？

腰椎椎体间融合术是指将上下两个或多个相邻椎体融合为一体，这是用于治疗腰椎滑脱等各类腰椎疾病的最终手术方案。腰椎椎体间融合术后，被融合的椎体就失去了原来活动的功能。

35.腰椎手术之后要躺很长时间吗？

腰椎手术后要躺多久，取决于患者所选择的手术方式和恢复情况。如果患者进行了腰椎间盘突出症的椎间孔镜手术，那么在做完手术后的1～3天就可以下床活动。如果是开放性的腰椎椎体间融合手术，通常也是在术后2～4天就能下床活动。对于一些身体条件较差或合并严重骨质疏松症的患者，恢复时间要长一些，可能需要1～3周时间才能下床活动。其实，长期卧床对病情的康复可谓有百害而无一利，适当的应力刺激更有利于组织生长、愈合。相反，长期卧床则有可能导致体位性低血压、深静脉血栓、压疮、骨质疏松等多种并发症，最终造成不良后果，甚至可能危及生命。

因此，在腰椎手术后，只要患者身体条件允许，医生提倡患者在安全范围内积极进行各项康复训练，尽早下床活动，这样才更利于功能恢复。

36.在体内放置的金属内固定物需要再次手术取出来吗？

对于年轻患者的腰部骨折，采用椎弓根螺钉内固定系统进行复位、固定，一般应在骨折愈合后将金属内固定物取出。

所有的脊柱融合手术，包括脊柱矫形融合术、腰椎椎体间融合术等，均不需要再次手术取出金属内固定物。

37.腰椎内有固定物的患者可以做核磁共振检查吗？

如果内固定物的材料带有磁性，就不可以做核磁共振；如果不是，则可以做磁共振。目前，临床上所用的脊柱内固定物多由纯钛或钛合金制成，磁性低，不受磁场的干扰，术后不影响患者进行手术区或者身体其他部位的核磁共振检查。但是很早以前的手术所用内固定物可能是不锈钢制造成的，在强大磁场中可能发生移位而损伤邻近大血管和重要组织，产生严重后果，所以一般不能做核磁共振检查。因此，如果患者不知道内固定物的材料，最好先咨询一下给自己做手术的医生。

（邹德波　苏庆军　肖星）

胸椎管狭窄症

1.什么是胸椎管狭窄症？

胸椎管狭窄症是胸椎在多种病理状况下发生椎管容积变小，导致其椎管内的脊髓和神经组织受到机械性压迫或损伤，从而使患者出现背部疼痛、肢体麻木、行走不稳、大小便失禁甚至截瘫等症状。

2.哪些原因会引起胸椎管狭窄？

引起胸椎管狭窄的原因有很多，最为常见的是胸椎黄韧带骨化（如下图黄色箭头指示）、胸椎间盘突出、椎体后缘增生骨赘（如下图红色箭头指示）、胸椎后纵韧带骨化（如下图白色箭头指示）等疾病。另外，椎管内囊肿、神经来源肿瘤、胸椎骨折、感染、侧凸或后凸畸形等疾病也会引起胸椎管狭窄。

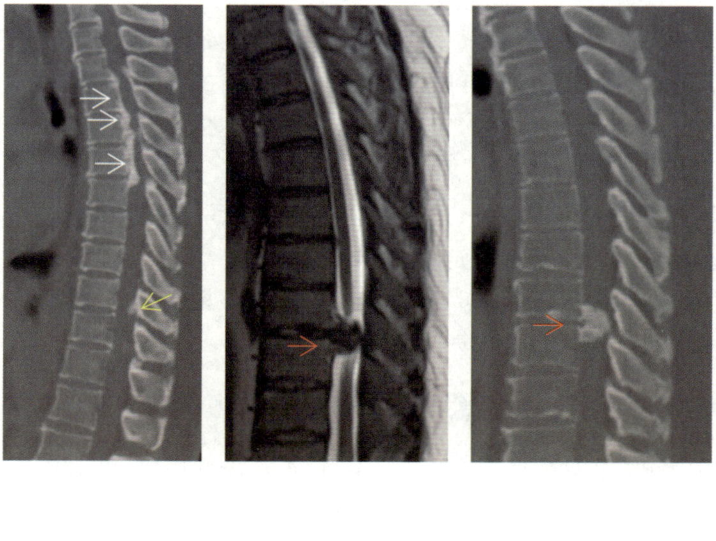

3.胸椎管狭窄症的患者有哪些表现?

胸椎管狭窄症的患者常有以下临床表现：①一侧或双侧下肢沉、僵、无力，或行走不稳；②一侧或双侧下肢广泛麻木或疼痛；③间歇性跛行；④排便、性功能障碍；⑤胸腹部有束带感；⑥一侧或双侧肋间神经痛。

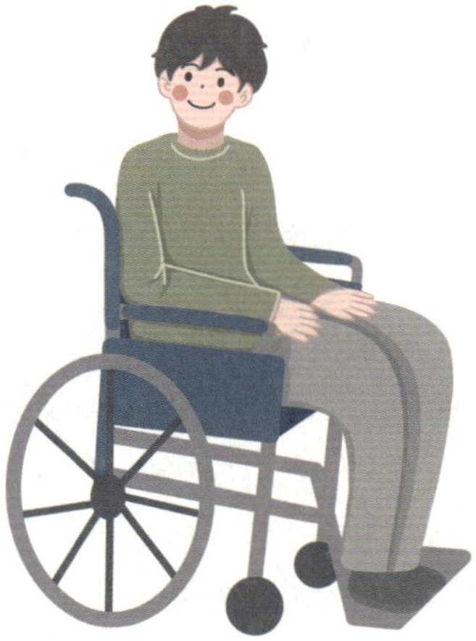

4.胸椎管狭窄症会引起瘫痪吗?

胸椎管狭窄症可致单侧或双侧下肢部分或完全失去神经支配，是下肢瘫痪的常见原因。其多见于狭窄程度重、病程长或者合并意外损伤的胸椎管狭窄症患者。不过，胸椎管狭窄不会引起上肢瘫痪。

5.胸椎管狭窄症能通过保守治疗治愈吗?

对于单纯表现为胸背部疼痛而无下肢瘫痪症状的患者，可尝试药物治疗、针灸、理疗、功能锻炼等保守治疗，并密切观察随访。对于出现下肢麻木、乏力、大小便功能障碍等脊髓损伤症状的患者，手术是唯一有效治疗胸椎管狭窄的方法，过度保守治疗可能延误手术治疗时机。

6.胸椎管狭窄症有哪些手术方案?

外科医生要根据患者的临床症状，结合脊髓受压情况，制定个性化胸椎管减压手术方案。对于胸椎黄韧带骨化等脊髓背侧压迫所导致的胸椎管狭窄症，可采取后路椎板切除＋骨化物切除或漂浮减压术；对于胸椎间盘突出、钙化和(或)椎后纵韧带骨化等脊髓腹侧压迫导致的胸椎管狭窄症，可采取侧前方入路椎间盘切除减压植骨融合术；对于胸椎管环形狭窄，脊髓腹侧与背侧均有压迫的患者，采用后方入路椎管后壁切除＋节段性环形减压术，或者采用“涵洞塌陷法”行脊髓腹侧骨化韧带切除减压术治疗。为防止减压术后胸椎的不稳定和驼背加重，胸椎管狭窄症的手术多使用内固定系统维持胸椎形态和稳定性。

7.胸椎管狭窄症手术治疗的效果怎么样?

胸椎管狭窄手术治疗的技术日趋成熟,借助手术显微镜、高速磨钻和超声骨刀等先进手术设备可以安全实施椎管减压,治疗效果优于保守治疗,可以阻止瘫痪进展,使患者下肢功能部分恢复甚至完全恢复。

8.胸椎管狭窄症手术后患者要注意什么?

胸椎管狭窄症患者术后卧床期间应咳嗽、咳痰,要多饮水、排尿,注意会阴部的卫生,定时翻身,以防出现坠积性肺炎、尿路感染和压疮等情况。患者还要加强营养,补充蛋白质、维生素和钙剂,以促进手术切口愈合。术后患者要主动活动下肢,尽早下地活动,避免下肢深静脉血栓形成,还要注意加强背部、四肢肌肉力量的锻炼,防止长时间不活动,引发肌肉失用性萎缩。另外,患者在坐起、站立时应佩戴支具保护,并定期复查,及时与医生沟通。

(苏庆军　杨允　李经坤)

脊柱创伤性疾病

1.什么是寰枢椎半脱位?

寰枢关节是颈椎第 1 节和第 2 节之间形成的关节,第 1 颈椎叫寰椎,第 2 颈椎叫枢椎,寰椎是圆形的骨块,前方有一个凹陷,枢椎是圆形骨块前方凸起,跟寰椎前方的凹陷形成了寰枢关节。这个关节属于高位颈椎,对人体非常重要,如果不稳定,出现了半脱位或者脱位,经常会导致高位截瘫,甚至危及生命。

寰枢椎半脱位经常见于小儿,可表现为枢椎齿状突在寰椎的关节凹里面两侧间隙不对称。有些患者由于寰椎本身出现了骨折,导致寰枢椎半脱位,造成寰枢椎的关节关系不是非常对合的关系,就容易导致高位截瘫,有时会危及生命。

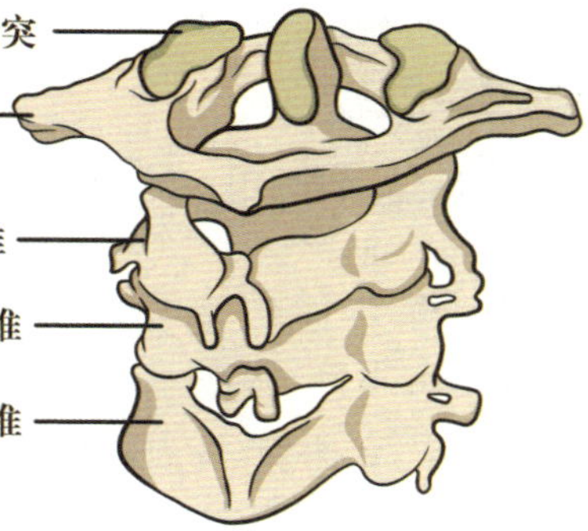

2.为什么突然急刹车会造成四肢瘫痪?

急刹车易导致颈椎的挥鞭样损伤。挥鞭样损伤是一种特殊的颈椎、颈髓损伤,指身体剧烈加速或减速运动而头部的运动不同步,导致颈椎连续过度伸屈而造成的颈髓损伤。当各种高速前进的机动车急刹车,或在停车后突然受到后方高速行驶的车辆撞击,乘车人由于身体猛然向前运动,头颈部后仰,继而前倾,发生过度伸展及过度屈曲性运动,使黄韧带向椎管内皱折,压迫脊髓,或发生脊椎脱位,造成颈髓挫伤、出血。

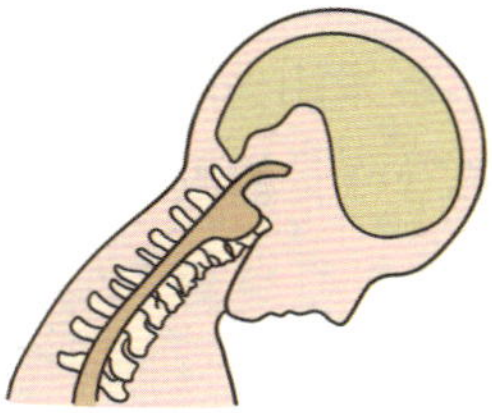

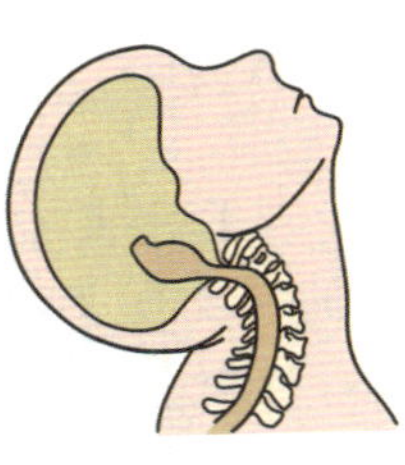

3.脊柱骨折容易发生在哪些部位?

脊柱骨折是骨科常见创伤。其发生率占全身各部位骨折的5%～6%,以胸腰段骨折发生率最高,其次为颈、腰椎,胸椎最少,常可并发脊髓或马尾神经损伤。脊柱骨折多见于男性青壮年,多由间接外力引起,为由高处跌落时臀部或足着地、冲击性外力向上传至胸腰段发生骨折。患者临床表现为外伤后脊柱畸形、疼痛，常可并发脊髓损伤。

4.颈椎骨折合并神经损伤的患者有哪些表现?

颈椎骨折压迫神经的症状有头晕、颈椎疼痛之类的病变反应。颈椎压迫交感神经，会使患者出现视力下降、眼睑无力、怕光、听力减退等症状。颈椎压迫椎动脉，会使患者出现头晕、偏头痛、视力障碍、耳鸣等症状。颈椎压迫神经根，会使患者有肩、颈、背部的疼痛、麻木症状。颈椎压迫脊髓神经会导致患者四肢麻木、手指抓握能力减退、行走易摔倒等。对于颈椎骨折，一旦出现压迫神经的情况，就会出现脊髓神经损伤的症状，所以需要患者积极进行治疗。

5.胸腰椎骨折合并神经损伤的患者有哪些表现?

患者伤后躯干及双下肢会感觉麻木、无力或有刀割样疼痛，还可出现大小便功能障碍，无法自行排便或二便失禁，严重者可以出现双下肢感觉或运动完全消失。合并损伤的表现主要包括腹痛、呼吸困难、休克和意识丧失。

6.脊柱骨折可以保守治疗吗?

对于不伴神经损伤的脊柱稳定骨折，多采用保守治疗，外用矫形支具固定4～8周，然后进行康复训练。对于不稳定的脊柱骨折脱位，尤其是伴有神经损伤时，多采用手术治疗。有脊髓休克而无压迫征象者以非手术疗法为主，并密切观察；脊髓完全性横断伤者不宜行减压术，但对不稳定骨折，可行内固定术，以利护理。

7.通过手术能够治愈脊柱骨折并发的截瘫吗?

脊柱骨折伴截瘫者必须进行手术治疗，且越早越好，因为压迫时间越长，神经功能的恢复时间就越长。然而，截瘫症状的恢复程度，其实在损伤时就已经确定了。另外，损伤部位也很重要，相对而言，下腰椎骨折伴截瘫症状者恢复较好，上腰椎以上骨折伴截瘫者恢复较差。

8.脊柱骨折的内固定物需要手术取出吗?

脊柱骨折的内固定物要取出。脊柱骨折后内固定物在体内长期存留，会因为应力遮挡而出现断钉或断棒的现象，引起脊柱的疼痛，甚至对功能造成影响。一般建议患者在手术一年之后将内固定物取出，尤其是重体力劳动者，在日常生活及工作中，一定要多注意，而且内固定物取出的时间不要超过手术后一年半。

9.脊柱损伤后要怎样紧急处理?

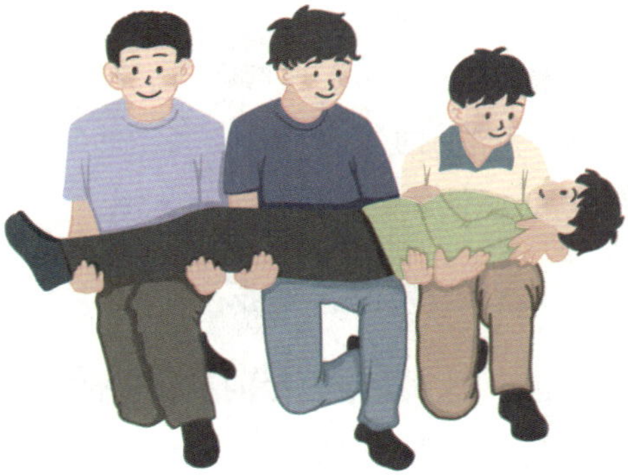

(1)及时拨打“120”。

(2)判断患者的生命体征是否平稳，是否合并其他创伤。

(3)如果是开放性损伤，首先要把患者开放性的伤口闭合，拿东西把伤口包住，压迫止血，不能让血一直流。

(4)采用三人平托搬运法，一个人专门固定头部，另外两到三人一起搬患者的胸背部以及下肢，减少患者的二次损伤。

(5)转运时要使用专业的担架。

(李经坤　陈学武　吴莹光)

脊柱畸形

1.什么是脊柱平衡?

脊柱的平衡功能不但要保持脊柱的本身平衡，还担负控制和调节全身平衡的重任。没有脊柱的调控，各种动作都不可能正常完成，因此脊柱至少有以下三种平衡功能：

(1)稳定平衡：人体在静止时，脊柱要保持稳定平衡，依靠神经调控，肌肉、韧带的适当张力，使各个关节保持正常位置，让椎间盘处于静止稳定状态。

(2)动态平衡：脊柱要经常做前屈、后伸，左右侧弯和旋转等各种动作，在运动中也要维护脊柱的平衡，否则脊柱就要散架，人体就会变形。如何实现脊柱的动态平衡呢？一是依靠神经、肌肉、韧带的调控；二是依靠椎间盘的蠕变功能，如身体向一侧弯曲时，在凸侧的椎间盘会变厚，凹侧椎间盘会变窄；三是依靠各个脊柱间关节的结构调整，关节突关节有四个轴线的活动，使脊柱有不同的运动方向，从而维持动态平衡。

(3)调控平衡：脊柱调节和控制全身各种运动。如一侧上肢持重百余斤，躯干和脊柱向对侧弯曲，该侧肌肉韧带加大紧张度，持重侧的脊柱侧凸，拮抗肌相对拮抗，通过控制起动肌，协调运动肌准确地完成各种动作，身体仍保持平衡，这都是脊柱调控平衡的作用。上下肢及躯干的各种活动均是通过脊柱调节，才能保持身体的平衡。

另外，脊柱的生理弯曲对脊柱平衡的力学意义也很重要。脊柱有四个生理弯曲，即向前的颈曲、腰曲，向后的胸曲、骶曲，这种生理弯曲对维持椎间关节的强度和稳定性非常有利。

2.什么是脊柱畸形?

脊柱畸形是指人体的脊柱在前后方向、左右方向或上下方向中出现了结构和位置的异常，常见驼背、脊柱侧弯等。脊柱畸形患者，从外观上就能发现其脊柱的异常弯曲。脊柱畸形根据位置可以分为颈椎、胸椎和腰椎畸形，根据形态学可以分为前凸、侧凸和后凸畸形。

3.什么是脊柱侧凸?

通俗来说，脊柱侧凸就是身体里的脊柱向一侧弯曲。脊柱是人体的中轴骨，从前面或后面看，就像一根直的柱子，如果这根柱子向身体的一侧弯曲，就称为脊柱侧凸。严格来说，脊柱侧凸是指脊柱的一个或数个节段向侧方弯曲，并伴有椎体旋转的三维脊柱畸形。国际脊柱侧凸研究学会定义，在站立正位 X 线平片的脊柱侧方弯曲角度大于 10°，则定义为脊柱侧凸。脊柱侧凸分为两大类，即非结构性脊柱侧凸和结构性脊柱侧凸。

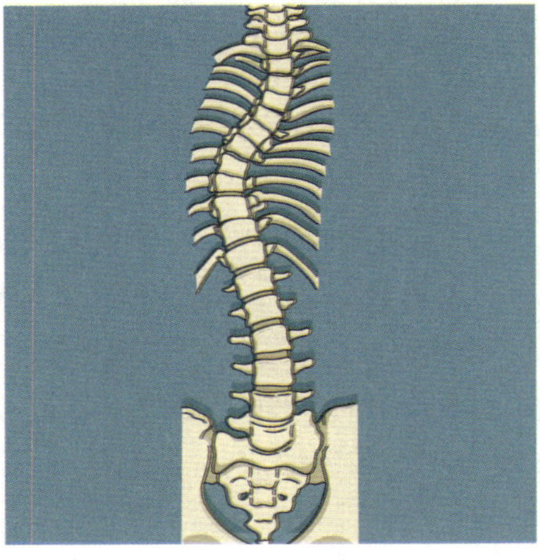

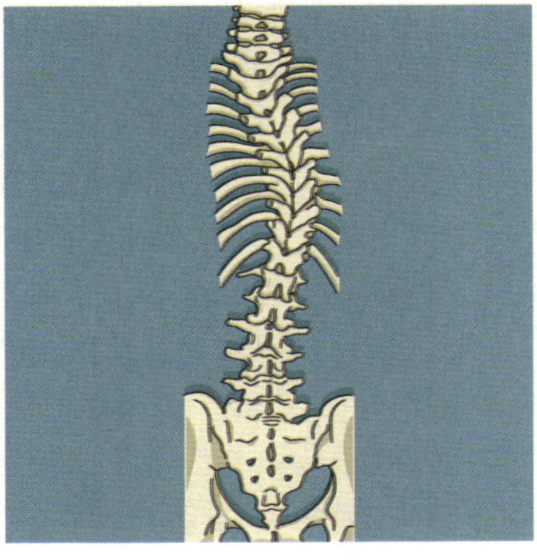

脊柱侧凸

4.什么是非结构性脊柱侧凸?

非结构性脊柱侧凸是指脊柱及其周围组织无内在的病理性改变,在侧方弯曲或牵引力作用下,畸形可以得到矫正。针对病因治疗后,脊柱侧凸就能消除。非结构性脊柱侧凸可由姿势性脊柱侧凸、癔症性脊柱侧凸、神经根受刺激、炎症、下肢不等长、髋关节紧缩等原因引起。去除了这些原因,脊柱侧凸可以自行矫正。

5.什么是结构性脊柱侧凸?

结构性脊柱侧凸是指伴有旋转的脊柱固定向侧方弯曲,侧弯不能通过平卧或向对侧弯曲自行矫正,或虽矫正但无法维持,受累的椎体被固定于旋转位。结构性脊柱侧凸常分为特发性脊柱侧凸、先天性脊柱侧凸、神经肌肉型脊柱侧凸、神经纤维瘤病合并脊柱侧凸、间充质病变合并脊柱侧凸、骨软骨营养不良合并脊柱侧凸、代谢性障碍合并脊柱侧凸、脊柱外组织挛缩导致脊柱侧凸等。

6.儿童脊柱侧凸有哪些原因?

(1)先天性脊柱侧凸:其为脊柱椎体发育异常,如分节不全、楔形椎、半椎体等导致。

(2)继发性脊柱侧凸:如神经纤维瘤以及小儿麻痹导致脊柱侧弯。

(3)特发性脊柱侧凸:特发性脊柱侧凸是指目前不知道发病原因的一类脊柱侧凸畸形,其发病多与遗传、激素、内分泌、生长发育异常,以及神经平衡系统功能障碍等因素有关。在形态学上,脊椎骨骼发育无明显异常,拥有正常的椎体、椎弓根、椎板和关节突。特发性脊柱侧凸是最常见的脊柱畸形,占脊柱侧弯总数的75%~85%。根据发病年龄不同,特发性脊柱侧凸分为婴儿型(0~3岁)、少年型(4~10岁)、青少年型(10岁至骨骼发育成熟之间),其中,又以青少年型最为常见。

7.脊柱侧凸对身体有危害吗?

轻度的脊柱侧凸通常不会引起身体不适,外观上也看不到明显的躯体畸形。较重的脊柱侧凸常常会对患者产生生理和心理两方面的影响。脊柱侧凸会造成身体的弯曲,影响患者的身高发育,并让其出现腰背疼痛的症状。其中,剃刀背、驼背、骨盆倾斜、胸廓不对称、双肩不等高和双下肢不等长等是脊柱侧凸的常见外观畸形。对脊柱周围组织来说,严重的脊柱侧凸可影响胸廓发育,压迫心肺，进而引起心肺功能障碍或衰竭。心理方面的影响主要是许多脊柱畸形的患者有自卑、羞涩、恐惧等情绪，使患者不能融入正常的学习、工作和生活中。

8.为什么小时候脊柱是直的，后来出现了脊柱侧凸畸形呢？

青少年型特发性脊柱侧凸通常发生于10岁以后，而在10岁以前，患儿的脊柱是基本正常的。这类脊柱侧凸随着患儿青春期身体的快速发育，脊柱畸形也随之出现并快速进展。青少年型特发性脊柱侧凸以女孩多见，需要家长学会自行筛查。

9.如何早期发现脊柱畸形？

家长是早期发现自家孩子是否患有脊柱侧凸的主力军。下面为家长介绍一些简单易行的脊柱侧凸自测方法。

（1）高低肩、肩胛骨凸出：观察孩子直立状态下两侧肩是否等高，两侧肩胛骨是否等高对称。

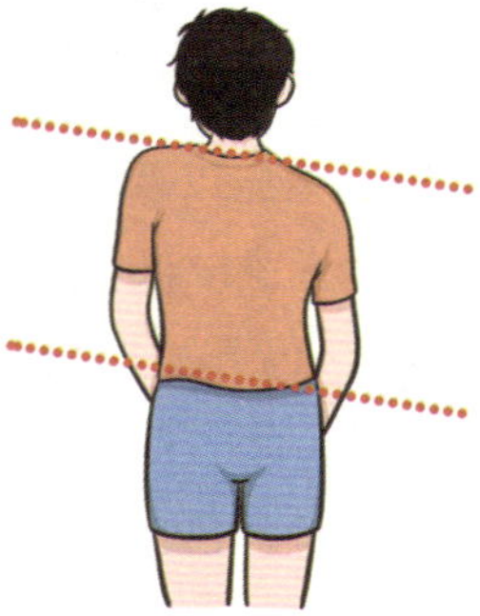

（2）剃刀背畸形：向前弯腰时，孩子是否一侧背部隆起，形成“剃刀背”。

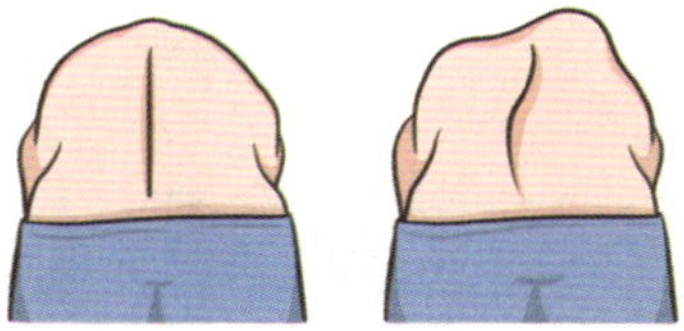

（3）脊柱偏离中线、脊柱弯曲和身体倾斜：对于脊柱明显侧凸的孩子，直立时的姿势与健康孩子有明显区别；对于轻微脊柱侧凸的孩子，需要通过触摸棘突来了解脊柱是否弯曲。

(4)两侧腰部不对称：孩子的一侧(凹侧)腰部是否出现皮纹褶皱。

(5)胸廓不对称、异常隆起和凹陷：正常的胸廓左右对称，如果出现胸廓左右不对称、鸡胸、漏斗胸及肋骨隆起等现象，应警惕脊柱侧凸的存在。

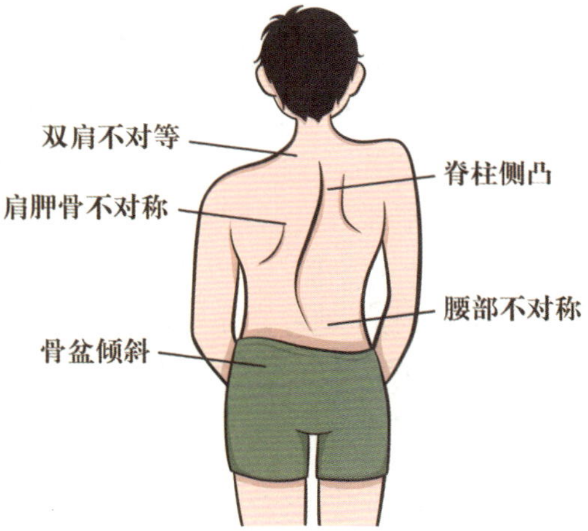

若家长发现孩子出现以上变化，应积极就医。同时，也无须有过多的心理负担，因为早期发现早期治疗，95%以上的脊柱侧凸都是可以得到有效控制的。

10.孩子患有脊柱侧凸还能运动吗?

有些患儿家长担心孩子运动会加重脊柱侧凸，又由于佩戴支具会导致患儿心肺功能下降而容易劳累，因此不敢让孩子运动。这样做是不对的，会影响患儿的身体发育。脊柱侧凸的患儿可以运动，但尽量选择下肢对称性运动，包括跑步、游泳、骑自行车等，可以增加心肺功能，保证肺活量不因脊柱侧弯而下降。此外，建议脊柱侧凸患儿进行专业训练，如平板支撑、小燕飞等核心肌群训练。

11.脊柱侧凸会遗传吗?

有些脊柱侧凸是具有遗传性的，因此需要对特殊类型的脊柱侧凸进行基因学诊断。父母是脊柱侧凸患者，孩子不一定是脊柱侧凸，但是孩子得脊柱侧凸的概率要比正常人大得多。神经纤维瘤病性的脊柱侧凸是具有遗传性的，父母一方患有神经纤维瘤病，孩子往往也会有神经纤维瘤病，也容易得脊柱侧凸。先天性脊柱侧凸是遗传因素和环境因素两方面共同作用的结果。因此，家长应该对孩子的脊柱情况进行密切观察，如果孩子中有一位出现侧凸，则需对其他孩子进行检查。

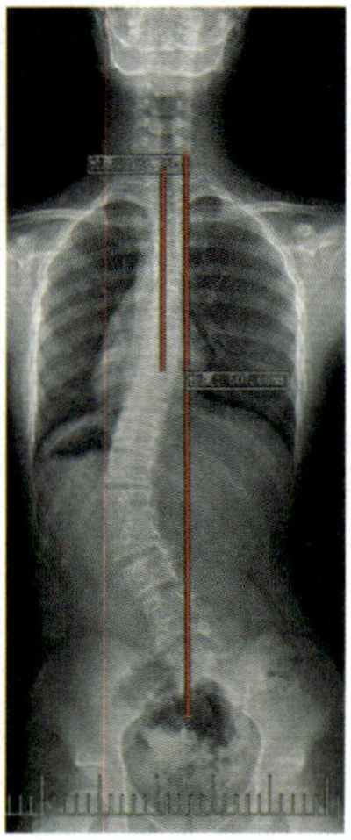

12.脊柱畸形患者需要做什么检查?

如果查体发现双肩不等高、脊柱不对称，怀疑脊柱发育畸形，首先要拍一个X线片进行检查。X线片应包括站立位的脊柱全长正侧位、卧位侧方弯曲位，有时还需要拍牵引位片等特殊体位片。X线片可以直观显示脊柱的形态结构，让患者对自己脊椎发育一目了然。对于专业医生而言，借助X线片可以初步识别侧凸发生的原因，测量弯度的大小并对其分型，评判生长发育程度及侧弯进展的可能性，确定端椎、顶椎、稳定椎、中立椎等战略椎，评估脊柱的平衡和柔韧度等，借以制定治疗计划。

13.青少年特发性脊柱侧凸该如何治疗?

一般来说，青少年特发性脊柱侧凸的治疗包括随访观察、支具治疗或手术治疗。骨骼发育不成熟的患儿，侧凸小于25°时应考虑随访观察；侧凸为25°～45°应采用支具治疗，侧凸大于45°～50°则考虑手术治疗。通常骨骼发育成熟的患儿不应再采用支具治疗。骨骼成熟的患儿可直接观察，大于45°～50°时应考虑手术。

14.什么是成人脊柱畸形?

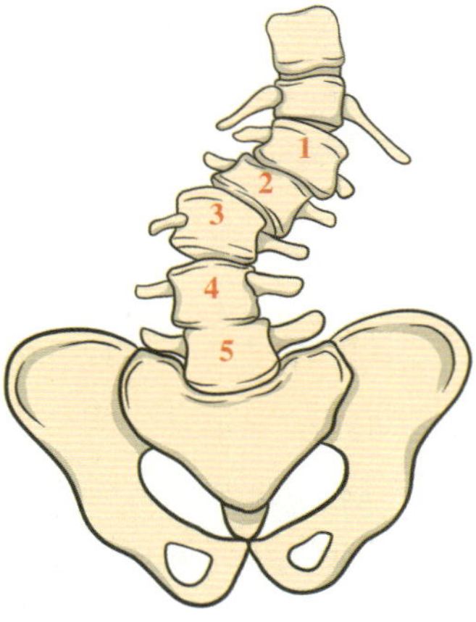

成人脊柱畸形包括各种继发于发育或退变的成人脊柱三维结构改变，主要分为三类：第一类为原发性退变性脊柱侧凸；第二类为未经治疗的青少年特发性脊柱侧凸进展到成年期；第三类为继发于手术、创伤或代谢性骨病等椎体结构改变所形成的脊柱畸形。第一类和第三类成人脊柱畸形是临床上最常见的。

随着年龄的增长和椎间盘退变的加重，脊柱后部结构退变导致椎体旋转；持久的旋转畸形将导致韧带松弛，并最终造成椎体侧方滑移。椎间盘韧带复合体的破坏以及随之而来的关节突关节退弯使相邻椎体间的运动异常，最终造成终板骨溶解、关节突关节肥大或囊肿形成，以及黄韧带肥厚等反应性改变。这些病理性改变最终造成椎管狭窄、压迫神经，导致腰痛、坐骨神经痛等临床症状。

15.老年人有哪些驼背原因?

老年患者出现驼背，可能是由外伤、老年性退变、骨质疏松、强直性脊柱炎等原因所致。如果脊柱曾经发生过骨折，在骨折的基础上，身体逐渐向前弯曲，出现驼背等畸形，严重者可以压迫神经造成瘫痪。另外，随着年龄的增长，老年人的脊柱发生骨质疏松、不对称性退变等情况，都会使身体出现侧凸、驼背等畸形。

16.成年人脊柱侧凸有哪些原因?

成年人脊柱侧凸发生的原因有两个。一是它可能发生于青少年期(特发性脊柱侧凸)，二是这种退行性脊柱侧凸发生于 40 岁以后，被认为是由于椎间盘和腰椎关节的不对称性退变引起的。发生于发育期儿童的脊柱侧凸，随着成长，病情也将恶化。有人认为，大于 50°的脊柱侧凸，在骨骼发育成熟后，仍可能每年以平均 1°的水平恶化。由于这两种类型的脊柱侧凸都与关节炎有关，因此许多患者都会有背痛和肌肉疲劳，也有可能压迫神经导致下肢疼痛，行走困难。

17.重度脊椎侧凸患者可以不做手术吗?

如果患者年龄较小，随着身体生长发育，脊柱侧凸会进一步发展，将影响心肺功能而导致呼吸循环衰竭，严重时可能影响生命。成人患者如果是在一个比较稳定的状态，可以继续观察，暂时不需要处理。但随着年龄增大，患者逐渐出现骨质疏松，脊柱侧凸也会进一步加重，这时候同样会影响到心肺的功能，危及生命。因此，重度脊柱侧凸一般建议患者进行手术治疗。

18.脊柱侧凸手术的效果如何?

对于柔韧性好的脊柱侧凸，手术的矫正率非常高，有时可以将侧凸矫正到 90%以上。例如，一个 60°以上的侧凸，可以纠正 55°以上，剩下的侧弯度数就很小了，从 X 线片上也基本看不出来。

重度僵硬性脊柱侧凸的手术难度特别大，手术风险也非常高。对于这种严重的脊柱侧凸，通常手术矫正率在 50%～60%即可，并不是纠正的度数越多越好。其目的是阻止脊柱侧凸的进一步发展，以及恢复患者的脊柱平衡状态，并不是将脊柱变得越直越好。

19.脊柱侧凸手术后有后遗症吗？

脊柱侧凸手术是一种创伤大、风险高的外科手术。手术以矫正畸形为目的，术后常见以下几种后遗症：

（1）脊柱活动度丧失：由于要通过钛棒等内固定物来矫正畸形，并在手术区植骨以达到永久的骨性融合。因此，脊柱侧凸手术会造成手术区域的运动丧失，影响脊柱的局部活动。

（2）瘫痪等神经损伤并发症：脊柱侧凸手术导致瘫痪的风险比其他类型的手术要大得多。但随着现代脊柱外科技术的发展，已经有很多手段可预防此类灾难性事件的发生。

（3）背部瘢痕：瘢痕体质的患者会遗留背部瘢痕，对后背的美观造成一定的影响。

（4）可能会造成临近节段病。

20.脊柱侧凸手术的内固定物需要取出来吗？

一般来讲，脊柱侧凸手术的内固定物是不需要取出来的。现代脊柱外科采用的内固定物是由钛合金制成的，这种金属材料和人体的生物相融性非常好，放在身体内不会造成危害，也不影响患者做磁共振等检查。但是，若手术部位出现了感染等情况，就需要把金属内固定物取出来。

21.运动和锻炼可以纠正脊柱侧凸吗？

锻炼是缓解脊柱侧凸症状的一种方法，对脊柱侧凸及其症状能起到部分改善的作用，但并不能治疗脊柱侧凸。因此，对脊柱侧凸患者而言，不要对体育锻炼抱以太高的希望。但是，体育锻炼可以增强患者体质，对治疗起到辅助作用。另外，体育锻炼应当和支具结合起来，在应用支具的基础之上进行体育锻炼能够取得更好的效果。

（邹德波　马清伟）

脊柱炎症性疾病

1.什么是强直性脊柱炎?

强直性脊柱炎是一种慢性炎症性疾病,也是自身免疫性疾病,其主要侵犯骶髂关节、脊柱骨突、脊柱旁软组织及外周关节,并可伴发关节外表现,严重者可发生脊柱畸形和强直。本病男女的患病之比为(2～3)∶1,女性发病较缓慢且病情较轻。发病年龄通常在13～31岁,高峰为20～30岁,40岁以后及8岁以前发病者少见。

2.强直性脊柱炎有什么临床症状?

该病发病隐匿,病程呈慢性进展性,逐渐出现脊柱的纤维性和骨性强直僵硬,并可累及外周大关节,出现脊柱强直以及外周大关节强直,严重影响脊柱关节活动。

其典型症状是慢性腰背痛或骶髂部疼痛,常超过3个月,且常为隐痛,易被忽视。以下腰背痛及双侧臀区交替性疼痛多见,多在夜间和休息时症状加重,而晨起活动后症状可减轻,所以又称为“晨僵”。随病情进展,多数患者症状可上行至胸椎和颈椎,出现相应部位疼痛及活动困难。晚期,由于椎体融合,整个脊柱自下而上发生强直,患者的脊柱活动明显受限,不能弯腰,甚至出现驼背畸形,颈部活动明显受限,不能摇头、仰头、低头。

24%～75%的患者会出现髋关节和外周关节病变,其中膝、踝和肩关节居多,肘及手、足小关节偶有受累。外周关节病变多为非对称性,常只累及少数关节或单关节,下肢大关节的关节炎为本病外周关节炎的特征之一。髋关节和膝以及其他关节的关节炎或关节痛多出现在发病早期,较少或几乎不引起关节破坏和残疾。髋关节受累占38%～66%,表现为局部疼痛、活动受限、屈曲挛缩及关节强直,其中大多数为双侧,而且94%的髋部症状起于发病后5年内。

1/4的患者在病程中会发生眼色素膜炎,单侧或双侧交替,可反复发作,甚至可致视力障碍。

3.强直性脊柱炎应如何治疗?

本病目前尚无根治方法,但患者如能及时诊断及合理治疗,可以控制症状并改善预后。总体来说是通过非药物、药物和手术等综合治疗，缓解疼痛和僵硬，控制或减轻炎症，保持良好的姿势，防止脊柱或关节变形，必要时矫正畸形关节，以达到改善和提高患者生活质量的目的。

如果本病发展到晚期，出现严重后果，如出现脊柱强直僵硬并伴后凸畸形或关节强直，严重影响患者生活，可以通过手术治疗来改善，如可以行人工关节置换手术来恢复髋关节运动能力。

4.什么是脊柱感染?

感染是细菌、病毒、真菌、寄生虫等病原体侵入人体所引起的局部组织和全身性炎症反应，发生在脊柱部位的感染就是脊柱感染。一般可分为化脓性感染和特异性感染，后者包括脊柱结核、布鲁氏菌病等。

另外，按感染途径又可以分为血源性感染、外源性感染。前者最常见，是身体其他部位的感染，引起一过性菌血症，病原体定植到脊柱后发展而来；后者相对少见，是脊柱的外伤或医源性操作引起的感染。近年来，随着脊柱手术的增多及内植物的大量应用，术后感染并不少见。按累及部位可以分为椎体骨髓炎、椎间盘炎、硬膜外脓肿。

5.化脓性脊柱感染的患者会有哪些表现?

脊柱感染症状缺乏特异性，发病初期症状隐匿，容易被患者和医生忽视，但在发展阶段常恶化。

90%的患者会出现背部或颈部疼痛，随病情逐渐加重，会逐渐影响脊柱活动。患者还会出现发热、呕吐、食欲减退、体重减轻、嗜睡等症状。但在老年患者中，腰背痛及其他伴随症状可不典型。

约1/3的脊柱感染患者伴有神经症状，包括放射性疼痛，累及支配区的麻木无力等，但瘫痪的病例少见。

6.特异性脊柱感染的患者有哪些表现?

布氏杆菌脊柱炎和脊柱结核均为细菌感染引起的特异性脊柱感染。布氏杆菌脊柱炎患者多有牧区居住、病畜接触史，最常见的症状为持续性腰背痛、弛张热型、伴有其他系统感染，并有多发性、游走性肌肉和大关节痛。

脊柱结核多起病缓、进展慢，早期可无明显症状，常常被忽视。其可分为全身症状和局部症状。全身症状有低热、盗汗、贫血、消瘦等。局部症状分为：

①受累部位可出现疼痛，常被误诊为慢性劳损等。②神经根受压时出现放射性疼痛，易误诊为椎间盘突出。③活动受限，周围结构保护性挛缩，而限制了脊柱的活动。④脊柱畸形，常见的是脊柱前方结构塌陷导致后凸畸形。⑤脊髓受压症状：肢体感觉及肌力减退，严重时瘫痪。⑥窦道或寒性脓肿形成。另外，70%～80%的患者会合并寒性脓肿，常有将脓肿误诊为肿瘤。

7.脊柱感染患者需要进行手术治疗吗?

并不是所有的脊柱感染者都需要进行手术治疗。需要手术治疗的脊柱感染包括：①脊柱感染合并脓肿形成压迫了神经，出现感觉运动障碍甚至截瘫者应尽早手术治疗，解除神经压迫；②感染严重破坏了脊柱结构，损害了脊柱稳定性者应手术治疗重建脊柱稳定性；③感染形成脓肿，经支持治疗、抗生素治疗等保守治疗效果不佳，或反复出现感染者，应手术清除病灶，必要时置管冲洗，再结合药物；④有内置物的医源性感染往往需要手术清创，必要时还需取出内置物；⑤造成脊柱畸形的，需行手术矫形。

（任延军　邹德波）

骨质疏松症

1.什么是骨质疏松症?

骨质疏松症是一种骨骼疾病，其特征在于骨密度和骨质量的降低，以及骨微观结构的退化。这种疾病会导致骨骼变得脆弱和易碎，即使在轻微的压力或没有明显外力的情况下，也可能发生骨折。骨质疏松症最常影响脊柱、髋部和腕部。

正常情况下，骨骼是一个动态的组织，有新骨形成和旧骨吸收的平衡过程。但在骨质疏松症患者中，旧骨被吸收的速度超过了新骨生成的速度，导致骨量逐渐减少。这不仅减少了骨的密度，也破坏了骨的微结构，使得骨骼的强度下降，易于断裂。

一般，骨质疏松可分为原发性骨质疏松、继发性骨质疏松两类，以原发性骨质疏松最为常见。

2.发生原发性骨质疏松的原因有哪些？

原发性骨质疏松包括绝经后骨质疏松、老年骨质疏松和特发性骨质疏松。绝经后骨质疏松是由于绝经后雌激素水平降低，一方面，骨骼对力学刺激的敏感性降低，骨骼呈现失用性骨丢失的病理改变；另一方面，雌激素水平降低导致破骨细胞的被抑制作用减弱，使破骨细胞的骨吸收功能增强。老年性骨质疏松是由于骨重建失衡，出现进行性骨丢失；年龄增加可使免疫系统持续低度活化，进而刺激破骨细胞，同时抑制成骨细胞，造成骨量减少。特发性骨质疏松是最为少见的骨代谢病，其可能病因有骨代谢调节因素失常、骨形成和骨吸收失平衡以及胶原合成异常等多种因素。

3.发生继发性骨质疏松的原因有哪些？

继发性骨质疏松是指由于某些疾病、药物或其他原因导致的骨量减少的一类疾病。引起继发性骨质疏松的常见原因有糖皮质激素引起的骨质疏松、慢性肾脏疾病、甲状旁腺功能亢进症等，其中以糖皮质激素引起的骨质疏松最为常见。糖皮质激素通过影响骨形成和骨吸收，影响小肠钙、磷的吸收等多种机制，导致骨质疏松。

4.如何判断骨质疏松的严重程度？

骨质疏松的严重程度根据是否骨折分两级，一是骨质疏松，二是重度骨质疏松。骨质疏松是根据双能X线吸收法测得的骨密度T值诊断，T值≥－1.0为正常，T值处于－2.5～－1.0为骨量减少，T值≤－2.5为骨质疏松。如果骨密度的T值≤－2.5，而且合并一处或多处脆性骨折，可以诊断为严重的骨质疏松。

5.骨质疏松症的患者会有哪些表现？

一般患者可无明显症状，随着病情的进展，患者会感觉到乏力，腰背容易疼痛，甚至全身骨痛，疼痛多为弥散性，没有固定的痛点。疼痛通常在姿势改变时、长时间行走后、夜间或负重活动时加重，甚至出现活动受限。患者在跌倒、摔落时，更容易发生骨折，好发于胸腰椎，其次为髋部、前臂远端，其他部位如肋骨、跖骨、骨盆等部位，骨折发生后，再次骨折的概率明显提升。严重骨质疏松的患者还可导致身体出现驼背等变形情况，甚至可压迫心肺，出现循环、呼吸系统的功能异常，常常伴发心悸、胸闷气短、呼吸困难、肺活量下降等心肺症状。

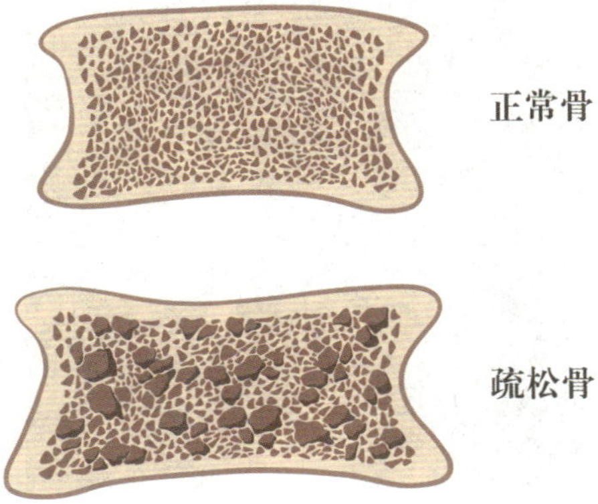

6.骨质疏松症的危险因素有哪些？

(1)经常吸烟、酗酒，饮过多含咖啡因饮料的人群。

(2)体力活动少、长期卧床的人群。

(3)缺少日照、缺钙、缺维生素 D、经常摄入高钠饮食的人群。

(4)胃切除术后人群。

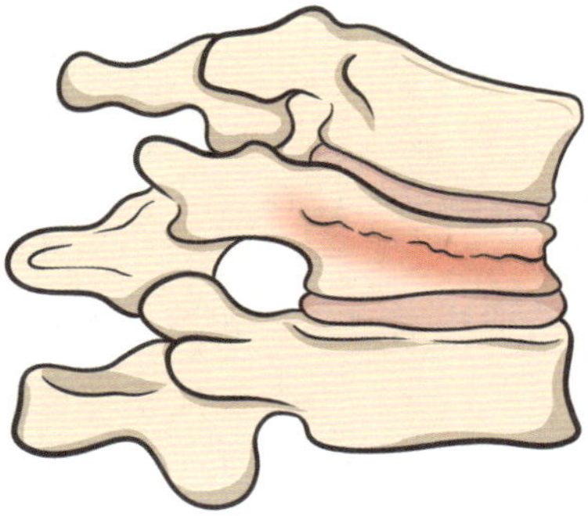

7.骨质疏松性脊柱骨折的患者有哪些表现？

骨质疏松性脊柱骨折多发生于胸椎和腰椎，以胸腰段椎体多见。患者在骨折前可受到较轻的外伤，如从高处坠落或摔倒坐下后发生，部分患者可在弯腰拾物后发生。骨质疏松症严重的患者，甚至可在咳嗽、打喷嚏后发生骨折。椎体骨折后，患者会立即感到腰背部疼痛，疼痛可于平卧时减轻，在床上翻身、坐起等变换姿势时加重，疼痛严重者不能坐起，只能平卧固定于某一姿势。也有部分患者对疼痛耐受力强，可以从事日常活动，但仍感腰背部疼痛不适。

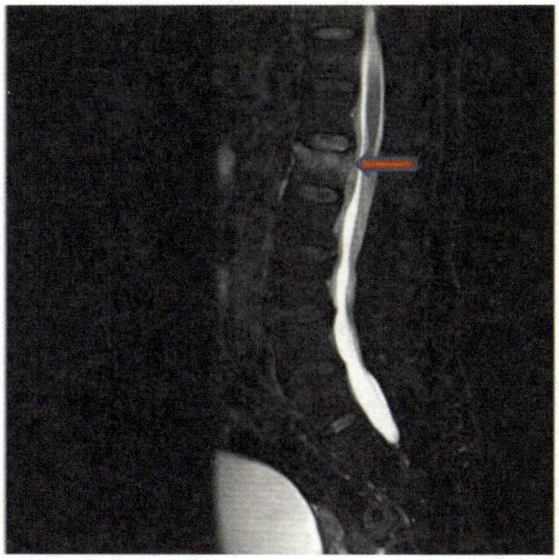

骨质疏松性腰椎压缩骨折的CT片

8.骨质疏松性脊柱骨折能够通过保守治疗治愈吗?

该病的保守治疗适合于腰背部疼痛轻、椎体压缩不严重的患者。其方法包括:①应用止痛剂;②卧床休息;③应用外固定支具;④进行理疗及康复训练;⑤使用抗骨质疏松药物等。

部分患者通过严格的保守治疗可以使骨折的椎体愈合,腰背部疼痛消失,恢复正常生活。

9.骨质疏松性脊柱骨折的患者需要手术治疗吗?

当保守治疗没有效果,或疼痛严重影响患者的日常生活,或椎体压缩严重出现骨吸收时,应当进行手术治疗。手术包括椎体成形术和开放性手术两种。如果患者仅有椎体骨折,但未压迫神经,也未造成明显的脊柱后凸畸形,可进行椎体成形术治疗。椎体成形术是一种穿刺类的微创手术,在局部麻醉下完成。手术中,患者保持俯卧位,医生在患者后背通过穿刺针向骨折的椎体内注射骨水泥,通过骨水泥的凝固,将骨折的骨质锚合在一起,从而稳定骨折,快速减轻疼痛,并预防椎体进一步塌陷。通过椎体成形术治疗,使患者避免了较大的脊柱外科手术,能够早期下床活动,尽早进行康复训练,减少了因长期卧床带来的并发症。而对于椎体骨折压迫神经的患者,则需要进行开放性手术治疗。

10.如何预防骨质疏松?

骨质疏松一般分为三级预防,具体如下:

(1)一级预防:应当从儿童、青少年做起,注意合理膳食营养,多食用高钙、高磷的食物,如鱼、虾、牛奶、乳制品、鸡蛋、豆类、杂粮、蔬菜等;坚持科学的生活方式,每天坚持体育锻炼,多接受日照,不要吸烟、喝酒,少喝碳酸饮料、浓茶,食用动物蛋白不宜过多,尽量保存体内的钙质,丰富钙库,将骨峰值提高到最大值,这是预防生命后期骨质疏松的最佳措施。对有遗传基因的高危人群,需要重点随访,早期预防。

(2)二级预防:人到中年后,尤其是妇女绝经后,骨丢失加速,此时应当每年进行一次骨密度的检测,对快速骨量减少的人群,应早期防治。

(3)三级预防:对中老年骨折患者,应积极手术,尽早恢复日常活动,遏制骨量的进一步丢失。对老年骨质疏松症患者,应及时给予抑制骨吸收、促进骨形成的药物治疗,还应当加强防摔、防跌等措施。

11.骨质疏松的患者要注意什么?

对于骨质疏松患者,应做到健康的生活方式、均衡的膳食、充足的日照、规律的运动,必要时进行抗骨质疏松药物治疗。另外,骨质疏松患者应避免跌倒等外伤,严重骨质疏松患者还要避免重体力劳动,以减少发生脆性骨折的风险。对于已经发生脆性骨折的患者,应当规范治疗,尽早恢复日常活动,遏制骨量的进一步丢失。

(张凯宁　李经坤　肖星)

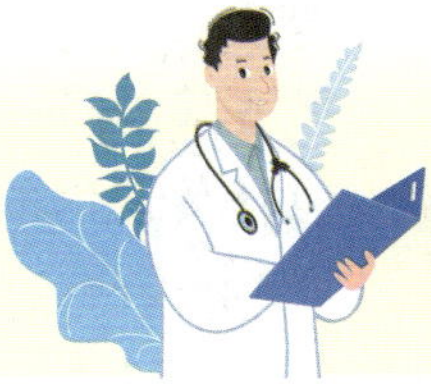

关节外科疾病

肩关节疼痛

1.肩关节疼痛的原因有哪些?

肩关节是人体活动度最大的关节,它能在多个方向上运动,如向前、向上、外展、内收以及后伸等。但肩关节活动度大的同时,也就意味着更易受伤和出现不稳定。某些职业也与肩关节疼痛的发生密切相关,如体力劳动工作者和投掷运动员。

其实,肩关节疼痛主要是由于肩背部筋膜炎、肩袖损伤、肩周炎、心肌梗死、肩峰撞击综合征、肩关节不稳、颈椎病等一些疾病导致的,对患者的日常生活会有严重的影响,患者应根据病因做出治疗,以保证疾病能够快速恢复。

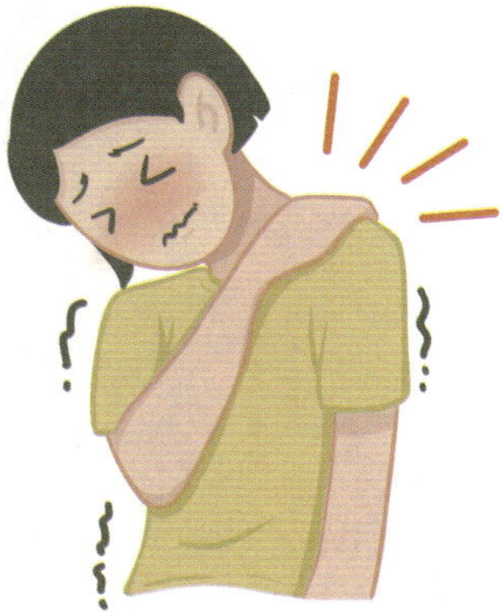

2.当肩关节发生疼痛时,患者需要注意什么?

如果肩关节发生损伤或出现肩关节疼痛,患者应注意下列几个问题:肩关节是否僵硬？自己能正常活动手臂吗？是否存在肩关节不稳定或错位的感觉？在夜间肩关节是否剧痛？

如果患者存在上述问题，应尽早去医院诊治。

3.应该如何治疗肩关节疼痛？

当感觉肩关节疼痛时，及时就医是避免肩关节进一步损伤的关键。肩关节疼痛的治疗主要是对肩关节疾病的治疗，通常包括非手术治疗和手术治疗。

对于肩关节损伤的患者，可进行非手术治疗，主要包括休息、物理治疗、口服消炎止疼药等。对于冻结肩的患者，可先进行活动度康复锻炼，如果没有缓解，甚至加剧疼痛，则应及时就医。如果患者经过半年到一年的保守治疗仍然无效，或者已合并肩袖破裂，则建议手术治疗。

（陈星朋　姜任东）

肘关节疼痛

1.引起肘关节疼痛的原因有哪些？

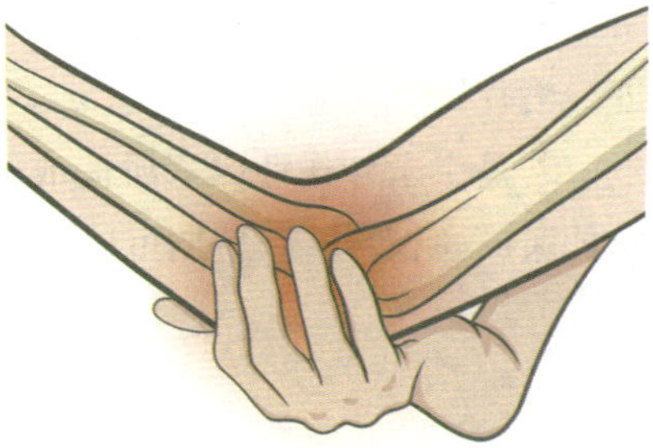

肘关节是铰链样关节，由肱骨下端滑车、桡骨和尺骨上端构成的复合关节，即肱尺、肱桡和上尺桡等关节组成，共同包在一个关节囊内。肘关节疼痛在成人和儿童中都很常见。其原因根据是否受到外伤分为以下两类：

（1）运动损伤所致的肘关节疼痛：肘关节常见的运动损伤有肱骨内上髁炎（又称“高尔夫球肘”）、肱骨外上髁炎（又称“网球肘”）、肘关节内外侧副韧带损伤、桡骨小头骨折、肱骨内外髁骨折、肱骨髁上骨折、孟氏骨折、肘关节脱位，最严重的情况可见于肘关节恐怖三联征（肘关节后脱位，同时伴有桡骨头和尺骨冠状突骨折）。其中，肱骨“网球肘”较常见，发生该损伤的原因有：前臂肌肉过度使用（多见于网球运动员），肘关节活动技巧或方法不恰当（如木工、水管工、搬运工、棒球运动员等），意外事故造成损伤。

（2）非运动损伤性肘关节疼痛：包括感染、自身免疫性疾病、退变老化、先天性畸形发育不良、肿瘤等。其中，可导致肘关节疼痛的病变有肘关节骨性关节炎、肘关节化脓性关节炎、骨髓炎、骨质疏松症、痛风性关节炎、类风湿性关节炎、系统性红斑狼疮、银屑病、骨软骨瘤、骨肉瘤等。

2.肘关节疼痛的患者一般有哪些表现?

患者一般肘关节局部酸痛，疼痛呈间断性，程度不一，并向前臂桡侧及腕部扩散，少数可放射至上臂及肩部，疼痛可逐渐加重，逐渐造成不愿活动患肢，握物不敢用力。休息时多无症状或疼痛减轻，部分患者有夜间疼痛。

3.肘关节疼痛该如何治疗?

肘关节疼痛最重要的一点是针对病因进行治疗。

若肘关节疼痛是由肱骨内长髁炎以及肱骨外上髁炎所造成的，可以采取物理方法进行治疗，如红外线照射、电磁疗、超声波以及放射式冲击波等，同时要限制肘关节的反复屈伸活动。另外，患者还可以采取药物的局部封闭疗法以及小针刀技术等进行治疗。对于顽固性的肘关节疼痛，还可以采取手术的方法进行治疗。

若是由于肘关节骨性关节炎所造成的疼痛，可以采取理疗，配合非甾体的抗炎镇痛药物和营养关节软骨的药物，以及活血通络、舒筋止痛的中成药物运用等进行治疗，必要时还可以采取手术的方法(肘关节镜清理或肘关节置换术)进行治疗。

若是由于外伤性因素所造成的疼痛，早期可以采取冰敷，然后对肘关节进行支具保护，制动处理，后期可以采取其他物理方法进行治疗，必要时手术治疗。

(陈星朋　姜任东)

腕关节疼痛

1.腕关节疼痛的原因有哪些?

腕关节疼痛主要见于：①腕关节周围软组织的损伤，如腱鞘炎、肌腱炎，一般来说多见于手腕的过度活动、局部的受凉，或者手腕的运动损伤等。②腕关节类的疾病，一般常见的有骨关节炎、类风湿性关节炎或者其他特殊的骨关节炎等，由于腕骨关节的退变，导致腕关节疼痛肿胀甚至活动受限。

2.腕关节损伤的症状是什么？

腕是人体较为复杂的关节之一，当腕关节承受过大负荷，长时间进行重复性的手、腕部劳作，或者经受暴力冲击均能够造成腕关节受损。一般该病患者表现为腕部的软骨、韧带、肌腱肿胀、疼痛及功能障碍。

3.腕关节疼痛该如何治疗？

（1）一般治疗：这包括局部休息制动，外伤、关节炎、腱鞘囊肿、软组织等造成的疼痛，都需要进行适当休息制动。在休息制动的情况下，局部的韧带、肌肉等处于松弛状态，有利于肿胀缓解。

（2）辅助治疗：如果需要活动，最好佩戴腕关节支具或者护腕进行相应的保护，使整个腕关节形成一个整体，不容易受到二次伤害。

（3）物理治疗：外伤早期可以冷敷，在急性期度过以后，一般三天以后热敷。其他可以使用的方法包括针灸、理疗、推拿、烤电、热疗等，都能够促进局部肿胀消退，促进局部疼痛消失。

（4）药物治疗：可通过外用药膏，如云南白药膏、活血止痛膏等外用消肿止痛的药膏进行局部处理，敷贴在局部能够促进血液循环，达到活血化瘀的目的。还可以使用消炎镇痛药，进行止痛处理，常见布洛芬等药物。另外，还可以使用消除肿胀的药进行对症处理。

（5）封闭治疗：部分患者局部疼痛明显，如腱鞘炎等，也可以采用局部封闭的方式进行处理，来达到消肿止痛的目的。

（6）手术治疗：如果为腕关节局部骨折脱位、韧带损伤等，有可能需要手术治疗，需检查明确诊断，从而确定具体手术治疗方案，如腕关节镜手术等。

（王浩浩）

手指关节疼痛

1.什么是骨性关节炎？

骨性关节炎由组织变性及积累性劳损引起，是一种常见的关节病变。骨关节炎以手的远端和近端指间关节，膝、肘和肩关节以及脊柱关节容易受累，而腕、踝关节则较少发病。该病多见于肥胖、超重的中老年人，最常发病的部位是膝、手指、颈、腰椎等处，症状主要为关节疼痛、僵硬，经轻微活动后会觉疼痛减轻，重者可出现关节肿胀、肌肉萎缩等。

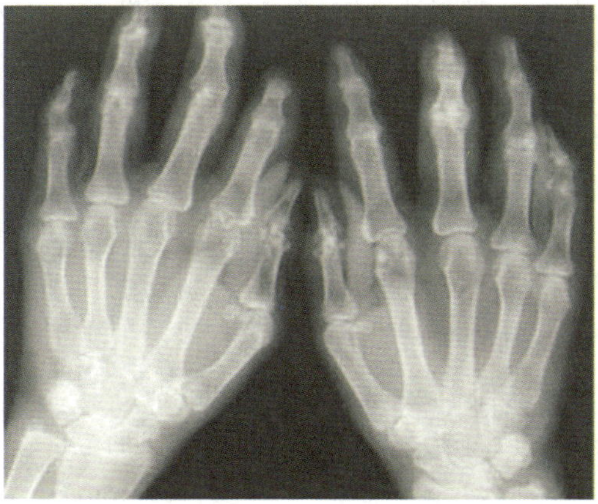

2.什么是类风湿性关节炎？

该病常为手指的近端指关节受累，有晨僵现象，表现为早晨手指发僵、握拳困难，往往持续 1 个小时以上，活动后可减轻，一般为多个关节痛，具有对称性、游走性的特点。患者做化验和 X 线检查显示有骨质损害，类风湿因子阳性，女性较为多见。关节症状反复发作，长期下去会导致手关节明显变形，呈现出天鹅颈状。

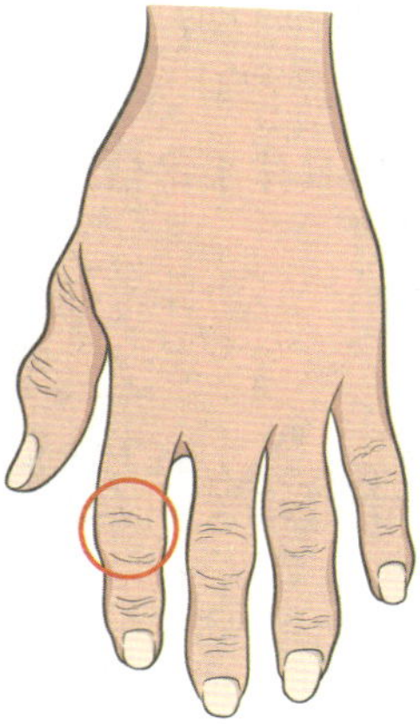

3.什么是痛风性关节炎？

该病起病急骤，多因午夜足痛惊醒，最易累及大脚趾关节，其次为足背(跗)、踝、膝、指、腕、肘等关节，90%的患者为单一关节发病，偶有双侧或多关节受累，关节及其周围软组织出现明显红肿热痛，多数患者无全身症状，少数可伴有头痛、轻度发热、白细胞升高、血沉增快，发作常呈自限性，数小时、数周自然缓解，局部可有本病特有的脱屑和瘙痒表现，缓解可为数月、数年，乃至终生。另外，痛风石是痛风特征性损害，多发于耳郭，也可见于第一拇指、指关节等处，小的像芝麻，大的如鸡蛋，此结节引起轻度慢性炎症反应、组织破坏。

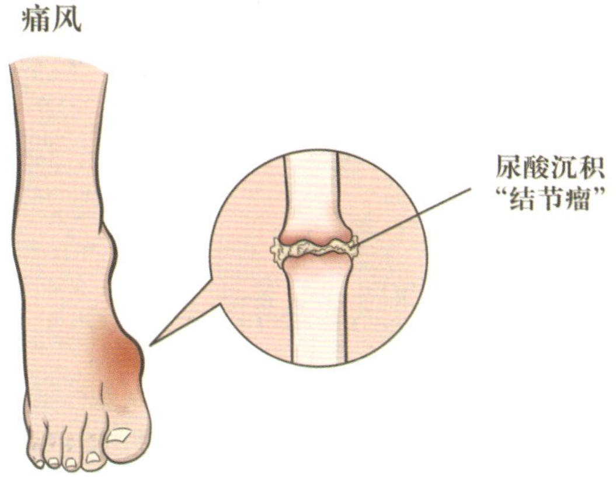

4.什么是腱鞘炎？

腱鞘炎是临床上最为常见的手外科疾病之一，主要发生在拇指、中指以及手腕部位等。早期的腱鞘炎有一种典型的症状叫“弹响指”，即起病初期在手指屈伸时产生弹响、疼痛，故又称“扳机指”。患者常自述关节活动不灵活，关节肿胀。通常，关节晨僵的感觉在起床后最为明显，而症状并不会随着活动频繁而明显缓解，受影响的关节肿胀、弹响，关节活动出现障碍。严重时关节绞锁在屈曲或伸直位，关节不能伸直或屈曲。

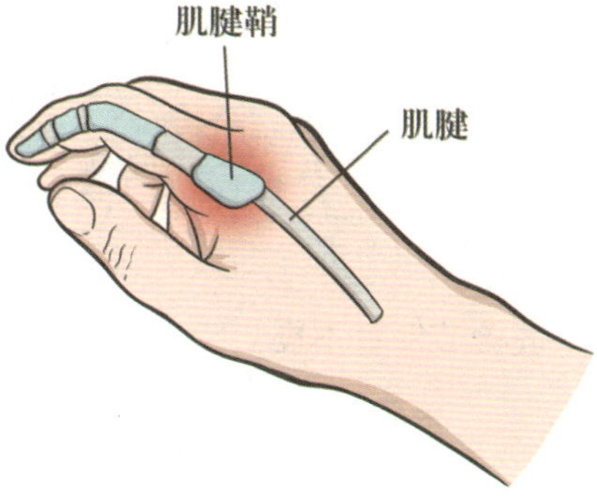

5.如果出现手指关节疼痛，患者该怎么应对呢？

(1)患者要及时就医，去除引起疼痛的病因，冬天的时候尽量少沾水。另外，患者在活动过程当中，手一定注意好保暖，不要着凉。

(2)患者要减少需要手指头用力的活动，并做一些理疗和热敷。另外，患者也可以使用药物治疗，贴一些膏药，或吃一些消炎止疼的药，以缓解疼痛。

(3)若为手的骨关节病，应对症治疗。对于类风湿性关节炎，需要通过用药来控制炎症，患者可能需要吃一些抗类风湿的药物或抗全身免疫的免疫制剂。而对于痛风性关节炎患者，首先应控制好自己的饮食，控制好自己的尿酸值，最好让专业的风湿免疫科医生来制定个性化针对性方案治疗。

(4)对于腱鞘炎引起的关节疼痛剧烈，通过上述治疗无法缓解，可以在腱鞘炎像囊肿的地方，打一个封闭来缓解。

（刘沧海　陈学武）

髋关节

1.什么是成人髋臼发育不良？

成人髋臼发育不良也被称为“髋关节发育不良”或“髋关节发育不全”，是一种髋部结构异常的情况，通常源于儿童期，但在成年后才表现出症状。这种疾病涉及髋臼(髋骨中的杯状凹陷)未能正常发育，不能完全覆盖股骨头(大腿骨的球形末端)。这种不匹配会导致髋关节不稳定，可能引起疼痛、步态异常、关节僵硬和关节炎。

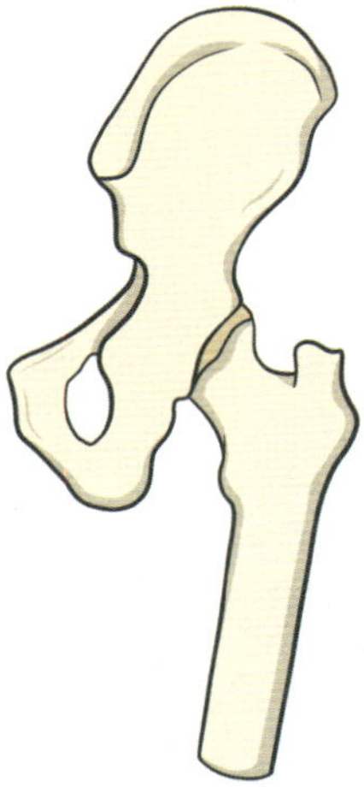

髋关节发育不良

2.髋关节发育不良的患者会有什么表现？

青少年或年轻人髋关节发育不良的第一个迹象通常是髋关节疼痛和(或)跛行。这种疼痛通常发生在腹股沟区域和(或)臀部的侧面。疼痛通常因活动而加重，因休息而减轻。

在80%的髋关节发育不良患者中，髋关节发育不良引起的疼痛位于腹股沟前部深处——这可能是由盂唇撕裂、关节软骨损伤或髋屈肌疼痛引起的，而髋关节侧面或髋关节前方的肌肉疼痛也可能是由于髋屈肌和外展肌在关节窝较浅时过度劳累而引起的。几乎所有髋关节发育不良患者在行走、站立或跑步时髋部疼痛都会加重。半数髋关节发育不良患者出现夜间休息时疼痛。起初疼痛可能是轻微或间歇性的，但髋关节发育不良引起的疼痛会随着时间的推移而增加。疼痛的特征可能是剧烈的，也可能是钝痛，或有时两者兼而有之。

3.有没有治愈髋关节发育不良的方法?

大多数髋关节发育不良患者需要手术来治疗疼痛和跛行。在髋关节发育不良引起的关节炎的早期阶段，一些软骨表面可能完好无损，这时可以进行髋关节保留手术以重新调整关节，使剩余的关节表面软骨处于更好的负重位置。有时关节的异常形状会因为不稳定而导致关节窝的软边缘撕裂。这个边缘被称为盂唇，撕裂的盂唇可以通过关节镜手术修复。然而，关节镜手术很少是髋关节发育不良的长期解决方案，除非在修复盂唇的同时纠正潜在的骨畸形。但关节面完全磨损后，全髋关节置换术是唯一的选择。

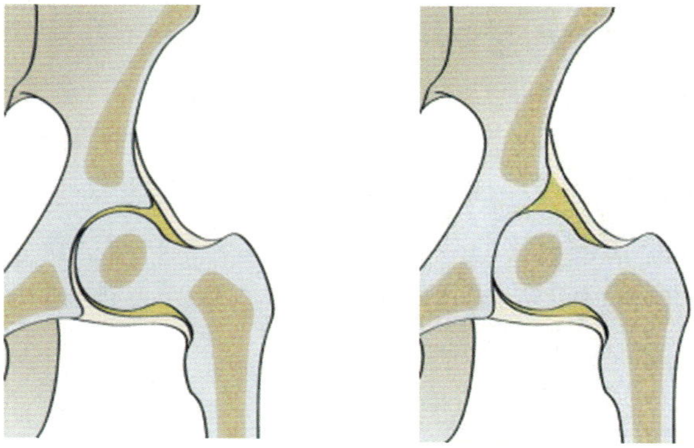

4.成人髋关节发育不良是否有非手术治疗方法?

不幸的是，非手术治疗方法很少为髋关节发育不良提供持久的解决方案，但患者可以改变一些生活方式来延长髋关节的寿命，如使用拐杖或减肥以减轻髋关节压力。

5.髋关节发育不良的患者需要做哪些检查?

首选 X 线检查。X 线检查可以通过浅窝（髋臼）和球（股骨头）从窝中的位移来识别髋关节发育不良，也可以确定发育不良的严重程度，这有助于确定是否需要手术。X线片还可以显示臀部是否也上移。这个信息很有价值，因为向上移位的臀部通常比没有向上移位的臀部磨损得更快。

核磁共振检查也有助于诊断髋臼关节发育不良，并为医生提供有关软骨和盂唇损伤的信息，但这不是首选检查方法。

（袁振　赵建莉）

膝关节疾病

1.为什么膝关节容易受到损伤？

膝关节的活动主要为屈伸运动，同时可做小范围的滚动和旋转，主要功能是负重、递机械载荷、为小腿活动提供力偶。由于膝关节位于肢体下部，处在身体两个最大杠杆之间，往往承受非常大的力，在运动中容易引起半月板、软骨以及韧带损伤。

2.什么是半月板损伤？

半月板是位于膝关节内的新月形纤维软骨结构。半月板损伤是运动损伤中最常见的疾病，最常见的发病机制为膝关节屈曲同时发生旋转。当小腿相对大腿外旋时，容易挤压内侧半月板造成损伤；当小腿相对大腿内旋时，容易挤压外侧半月板造成损伤。此外，膝关节的过曲、过伸造成骨性结构对半月板的挤压、撞击以及自然的老化也能够造成半月板损伤。

3.半月板损伤的患者有什么症状？

如前文所说，不同年龄段患者半月板损伤的机制并不相同，因此症状也有所不同。这里主要为大家介绍由于运动损伤导致的半月板损伤。首先，此类疾病多见于年轻患者，并往往有膝关节扭伤史或先天性半月板发育异常（如盘状半月板）。症状上看，半月板损伤主要表现为膝关节内外侧间隙疼痛，有时甚至出现绞索、弹响，早期可伴有膝关节肿胀，并在活动后加重。

4.半月板损伤患者应做哪些检查？

核磁共振检查是诊断半月板损伤最敏感的影像学检查，准确率高达90%以上，通过核磁共振检查能够看到半月板损伤的部位、类型、程度，对下一步治疗具有指导性意义。X线对诊断半月板损伤的价值有限，对于刚造成的损伤，往往无法进行判断，但对病程很长或膝关节老化导致的损伤，能够体现出关节间隙的改变。

对半月板损伤而言，最重要的是及早就医，通过查体、影像学评估，确定进一步的治疗方式。需要注意的是，半月板损伤往往合并韧带或软骨损伤，因此，患者应做全面、细致的检查。

5.半月板损伤该如何治疗？

一般情况下，Ⅰ度、Ⅱ度半月板损伤的患者可优先采用非手术治疗的方法，主要包括休息制动、镇痛、消肿和康复锻炼。患者也可以在佩戴膝关节支具的情况下，通过口服或局部使用非甾体抗炎药，达到消除、缓解损伤急性期带来的肿痛的目的，同时为半月板愈合提供稳定的环境。此外，患者在平时还需要练习下肢肌肉的等长运动，避免肌肉萎缩，保持肌肉张力。

如果非手术治疗后症状反复出现或是Ⅲ度半月板损伤，则应果断考虑手术，否则会影响膝关节的稳定性，带来一系列的继发问题。目前，以关节镜为代表的微创技术飞速发展，半月板损伤的治疗有了突破性进展，往往通过关节镜微创手术即可解决。根据损伤部位、程度、类型不同，手术方式主要包括半月板成形、半月板部分切除、半月板缝合、半月板移植等。手术的主要目的为恢复膝关节的稳定性并减少并发症的出现。如今，关节镜治疗半月板损伤已成为日间手术，即今天入院、明天手术、后天出院，患者术后第一天即可下地行走并进行康复锻炼。

6.什么是软骨损伤？

膝关节软骨主要是由软骨细胞及细胞外机制构成的透明软骨。膝关节软骨损伤的发病机制主要有两种：一是因外伤原因，直接或间接暴力作用于软骨表面造成局部软骨剥脱；二是因为滑膜炎等膝关节炎性反应造成的炎性侵蚀导致软骨表面的损伤。其中，青年患者以外伤为主，而老年患者以炎性反应为主。

7.软骨损伤的患者会有什么症状？

膝关节软骨损伤的主要症状为疼痛，早期可局限于某部位并呈持续性钝痛，休息后可缓解，活动后加重。此外，该病也可伴有膝关节肿胀、打软腿、绞索及弹响等症状。髌股关节的软骨损伤还可出现捻发音、骨擦感，而股骨髁的软骨损伤可出现活动受限等症状。

8.软骨损伤的患者应做哪些检查?

患者首先要进行膝关节的正侧位、轴位 X 线检查。虽然大部分软骨损伤并没有 X 线异常，但通过 X 线检查可以观察膝关节间隙、髌骨轨迹、关节面平整度有无改变。此外，剥脱性软骨炎的 X 线检查主要表现为软骨下骨被新月形、硬化、透光的骨片轮廓隔开。CT 检查能够更清晰地显示软骨损伤的骨性细节，对明确骨缺损的位置、程度以及有无游离骨块具有较大价值。对软骨损伤而言，最敏感的检查仍然为核磁共振，除了能够评价软骨损伤的部位、程度，明确分级以外，更重要的是能够发现伴随的半月板损伤和韧带损伤情况。

9.如何治疗软骨损伤?

软骨损伤的治疗同样分为非手术治疗和手术治疗。

非手术治疗常用于损伤程度为Ⅰ级和Ⅱ级的软骨损伤、无症状的Ⅲ级损伤以及活动强度较小的患者，主要包括休息制动、镇痛、理疗及营养软骨等方式。其中，休息制动和支具保护是非保守治疗的基础，在此之上针对急慢性期的疼痛，可采用非甾体抗炎药，以及通过口服氨糖或关节腔内注射透明质酸营养软骨来促进软骨愈合。

手术治疗主要针对有症状的损伤程度为Ⅲ级和Ⅳ级，以及有明显软骨松动碎片的软骨损伤，包括关节镜下软骨成形、髓质激发、软骨移植等技术。同时，对不可修复的软骨损伤，可采取膝关节表面置换术。手术治疗的目的在于减轻患者疼痛、肿胀、绞索、打软腿的症状，促进损伤软骨愈合并防止进一步损伤，恢复膝关节功能。同样，采用膝关节镜治疗的软骨损伤患者绝大多数可在术后第一天下地锻炼，并在数周内恢复。

10.什么是韧带损伤?

膝关节的静力稳定作用主要由前后交叉韧带、内外侧副韧带提供，上述韧带的损伤会导致膝关节稳定性受到影响，甚至出现膝关节脱位。膝关节韧带损伤与外伤机制密切相关，内外翻应力作用常导致内侧副韧带损伤，胫骨上端受到前后方向的外力作用则常导致前后交叉韧带损伤，复合机制则可导致多发韧带甚至半月板的损伤。

11.韧带损伤的患者会有什么症状?

绝大多数单纯的韧带损伤常见于中青年人群,多由运动、创伤造成。从症状上讲,韧带损伤多有关节的错动感,也就是膝关节失稳。在受伤时可听到由韧带断裂发出的清脆响声,并在短时间内因出血导致关节明显肿胀,若伴有半月板损伤,则同样会出现绞索或者弹响的症状。

12.韧带损伤的患者应做哪些检查?

核磁共振检查是诊断韧带损伤的最具价值的影像学检查,准确性为90%～95%。医生可以通过MRI中信号连续性、韧带走行、信号密度改变来判断有无韧带损伤,同时还可通过MRI发现是否合并撕脱骨折、骨挫伤并明确膝关节内积液情况。X线检查的目的主要在于在明确韧带损伤的同时是否存在韧带起止点的撕脱骨折,同时应力位的X线片也可帮助诊断有无韧带损伤,但相比于CT、MRI检查,无论是判断是否合并骨折及韧带损伤均有不足。

因此,当发生膝关节外伤时,应及早就医,通过影像学检查及查体来判断韧带的损伤程度以及是否合并半月板或软骨损伤。

13.如何治疗韧带损伤?

韧带损伤的治疗同样分为非手术治疗和手术治疗。

对前后交叉韧带而言,如果韧带仅是单纯被拉长而未影响关节稳定性,或是韧带损伤合并撕脱骨折而预计骨折块能够解剖复位并愈合的患者,可采取制动、镇痛、理疗、锻炼的方式治疗;而对于影响关节稳定性或是无法解剖复位,可能造成创伤性关节炎的撕脱骨折的患者,则应尽早采取手术治疗。手术方式主要包括关节镜下韧带紧缩、重建和骨折块的复位固定术。韧带的重建可选用自体、异体或人工韧带。

对侧副韧带而言,轻度或部分撕裂不影响关节稳定性,可采取支具制动6周的保守治疗。而对于侧副韧带的完全断裂或是保守治疗效果不佳的部分撕裂患者,应行手术治疗,主要包括缝合修复、肌腱转位、自体肌腱重建等方式。

14.什么是骨性关节炎?

骨性关节炎俗称“长骨刺”及“骨质增生”,这种疾病是以关节软骨变性、破坏和骨质增生为特征的慢性关节病造成的,其临床症状主要表现为关节疼痛、运动受限，如果骨关节炎严重，患者会出现关节畸形。

15.哪些原因会造成骨性关节炎？

骨性关节炎一般都发生在中老年人身上，而且女性的发病率更高，其主要由以下原因引起：

(1)关节劳损：引起骨性关节炎的原因之一就是关节劳损。如果长期姿势不良、过度负重或者是体重过重，都容易导致关节软组织损伤，从而引起骨性关节炎。这种疾病会导致关节疼痛不适，而且也会影响正常行走。

(2)身体肥胖：如果身体过度肥胖，则体重也会相应增加，这样会使关节的负重增大，时间长了便会使关节软骨过度磨损，最终引发骨性关节炎。

(3)运动性损伤：运动意外容易造成关节内骨折，也有可能造成韧带损伤。当这些情况出现时，关节就会变得不稳定，关节软骨也会异常磨损，进而造成创伤性骨性关节炎。

(4)个体因素：骨性关节炎是一种男女都会发生的疾病，在45～55岁的人群中，男女的发病率是差不多的，但是55岁之后的女性患者明显多于男性。这种疾病的发病率和年龄也有比较密切的关系，随着年龄的不断增长，关节多年累积性劳损，软骨会发生退行性改变，从而出现骨性关节炎问题。

16.骨性关节炎患者会有什么症状？

(1)关节疼痛：开始时多为轻至中度的间歇性钝痛，疼痛多在活动时发生，休息后可以缓解，如膝骨性关节炎患者的疼痛多在负重或上下楼时突出，而手骨性关节炎患者随手的活动过多而痛。一般，疼痛的发展缓慢，严重时可呈持续性，甚至出现撕裂样或针刺样疼痛，休息后也不能缓解，且常有夜间睡觉中痛醒。

(2)关节活动受限：早期常较轻微，仅出现晨僵。晨僵一般持续数分钟，极少超过30分钟。随着病情进展，症状逐渐加重，受累关节活动范围逐渐减小，直至固定于某一姿势。如果是上肢关节炎，患者可能连穿衣、扣纽扣、梳头、拿碗筷等简单的动作都难以完成。而下肢关节炎的患者则会难以完成起身、站立及行走等动作。

(3)关节肿胀：如果患者出现握拳不紧、下蹲困难、戒指脱不下、手表戴不上、脚穿不进鞋等症状，则提示有关节肿胀，此时应及时去医院检查。

(4)活动时有响声：骨关节炎发展到后期，由于关节软骨退化、剥落，会使软骨下的骨质暴露。当关节活动时，两端软骨下的骨头裸露，互相触碰时会发出声音。

17.如何治疗骨性关节炎？

(1)保守治疗：对于刚刚有症状，且症状间断发生、程度较轻的患者，可选择保守治疗，如调整生活习惯和运动方式，避免膝关节负重增大的运动，如爬山、爬楼、下蹲、跪地等。同时，患者加强大腿肌肉力量的训练，如直腿抬高练习，再辅助物理治疗，如热敷、烤电。通过上述治疗，很多患者可以达到减轻症状、延缓发展的目的。

对于通过上述治疗后疼痛症状缓解不满意的患者，可以间断加用消炎镇痛类的药物，再辅以拐杖以减轻关节的负重。如果通过上述这些保守治疗措施能够缓解或控制关节疼痛，能够满足个人对日常生活的需要，就不需要进行手术治疗。

(2)微创及手术治疗：如果服用消炎镇痛类药物后患者仍然疼痛，或严重影响到生活质量，这时需要考虑手术治疗。手术治疗又有很多方法，主要包括微创关节镜清理术、截骨畸形矫正术、单髁表面置换术和全膝关节表面置换术，每个手术都有适应证，具体如下：

1)微创关节镜清理术：主要适用于关节有游离体绞锁或半月板损伤，而关节磨损程度还不算严重的患者，对于严重骨性关节炎患者的治疗效果不理想。

2)截骨畸形矫正术：主要适用于关节退变程度轻，但关节内翻或外翻畸形明显的患者，这样的患者通过截骨矫正畸形，恢复关节正常的负重后，疼痛会随之减轻。

3)单髁表面置换术：主要适用于中到重度关节磨损，但磨损尚且局限于胫股关节的前内侧间室、畸形较轻的患者，单髁表面置换术手术相对较小，不改变关节的运动学方式，恢复快、效果好。

4)全膝关节表面置换术：适用于重度关节磨损、严重关节畸形的患者，全膝关节表面置换术在目前来讲是比较成熟的手术技术，而且也只是关节表面的置换，所以不必过分畏惧手术，但膝关节置换手术也是对手术技术和经验要求极高的手术，手术效果和手术技术的好坏关系很大，还是要找专业医生做这样的手术。

18.该如何避免骨性关节炎的发生?

(1)控制体重,避免超重和肥胖:超重和肥胖与膝骨关节炎密切相关,当体重指数明显超标时,单位面积的关节软骨将承受更高的负重,损害的概率也将明显增加。减轻体重以减轻关节的压力和磨损是一项重要的预防措施。

(2)科学锻炼,避免不合理运动:建议体重过重、有关节疼痛的人群,先开始一些力所能及的、比较温和的锻炼,如散步、坐式脚踏车。患者在逐渐减轻体重或增加运动量以后,可以有意识地增强关节周围肌群的肌力训练和关节活动功能的锻炼,如仰卧直腿抬高及非负重位关节屈伸活动,这样可以有效预防骨关节炎发生。

(3)适可而止,避免关节过度劳损:长期不良姿势导致的关节过劳、下蹲时间过长,或有关节外伤史为骨关节炎的高危因素。因此,注意生活中的合理姿势和劳动强度可有效减少骨关节炎的发生,如避免久站、久行、久蹲、久跪,减少关节负荷。

(姜任东　陈星朋　赵东岳)

踝关节疼痛

1.什么是踝关节扭伤?

踝关节扭伤也就是常说的崴脚,是踝关节在某个特定方向过度扭转,导致起踝关节稳定作用的韧带牵拉过度甚至撕裂。它是运动或日间生活中极为常见的损伤之一,尤其在进行有氧运动、打篮球时极易发生。

2.有哪些造成踝关节扭伤的原因?

造成踝关节受伤的因素很多,首先有足弓的因素。足弓分为正常足、高弓足、扁平足三种。其中,扁平足容易引起足外翻,高弓足容易引起足内翻。其次是错误的发力,比如没站稳的情况下承受外力,也容易造成扭伤。最后是踝关节周围韧带不稳定,肌肉无力也会导致反复扭伤。

3.踝关节扭伤后的患者会有什么症状?

踝关节受伤急性期最常见的症状是脚踝疼痛、肿胀及瘀斑,还会出现活动受限，甚至无法负重，严重者甚至会导致关节不稳定。

慢性踝关节不稳定会导致反复受伤，出现继发的急性疼痛。有的患者背伸时出现力弱、松动，无法控制踝关节的位置等情况，这时通常不伴有疼痛。

4.踝关节扭伤后该如何处理？

比较公认的治疗方法是“RICE”疗法，具体如下：

R：休息（Rest），使用拐杖或停止足部活动以便休息脚踝。

I：冷敷（Ice），使用冰袋或冷毛巾敷脚踝，每 1～2 小时 1 次，1 次 15 分钟。损伤后应该至少冷敷 6 小时，甚至两日内都可以冷敷，直至肿胀缓解。

C：加压（Compression），使用弹性绷带加压包裹踝关节，以减轻踝关节肿胀并加强踝关节稳定性。

E：抬高患肢（Elevation），抬高患足，使其高于心脏平面，躺卧时用枕头或毯子垫足。

同时，患者可在医师指导下口服药物以消炎镇痛，轻微的扭伤通常无须夹板固定患踝和患足。不过，有些损伤严重的踝关节扭伤患者甚至需要手术修复扭伤引起的韧带撕裂。

5.为什么踝关节扭伤患者要打石膏？

对于较严重的韧带损伤，固定足踝是很有必要的治疗方式，这不但有助于减缓疼痛和肿胀，同时有助于促进受伤韧带的恢复（尤其是在正确的位置上恢复），减少之后慢性踝关节不稳的发生。固定足踝的方式通常有加压绷带、支具和石膏固定。许多研究表明，石膏固定相较于其他两种固定方式效果更好，同时患者能更快重返工作和运动。

6.踝关节扭伤的患者需要进行手术治疗吗？

虽然多数扭伤能通过保守治疗完全治愈，但还有近 1/3 的患者存在一定程度的踝关节慢性不稳，表现为 6 个月后出现踝关节复发扭伤、复发性踝关节疼痛及肿胀、打软腿等情况，这时可以进行手术治疗。

（赵建莉）

关节镜手术

1.什么是关节镜手术?

关节镜手术是将皮肤切开小孔，然后将手术器、摄像头放入关节内，进而在显示器的观察下查看并治疗关节中出现的疾病。当前，关节镜手术被广泛应用于肩、肘、腕、髋、踝、膝等关节，并逐渐开始拓展关节外应用，可以利用先进科学技术，以最微创的手段，最大限度保留关节功能。

2.关节镜手术能解决哪些疾病?

关节镜手术可治疗半月板损伤、韧带损伤、关节内滑膜增生、滑膜炎以及消除关节内游离体，还有一些疾病需要关节镜的辅助治疗，如髌骨脱位的重建、肩袖损伤、肩关节脱位、冻结肩、“五十肩”、肩峰撞击等。

3.关节镜手术有什么优势?

(1)手术之后的后遗症少：采取微创手术之后，关节疼痛患者可以立即恢复正常的生活和工作，一般在关节镜手术后1～2周就可以恢复正常的体力劳动，对身体的影响小，后遗症少，适合绝大多数关节疾病人群。

(2)手术切口小：手术切口小是关节镜微创手术最大的优点，疾病诊断和手术操作只需要切2～3个1厘米的小口就能够完成，满足了患者对美观的要求，能够提升整体的美观性，不会在身体上留下巨大的疤痕。

(3)炎症反应轻：采用传统方法治疗关节疼痛时，患者的炎症反应较重，通过微创手术，炎症反应会降低，能够减轻对周围组织的损伤，切口较小，炎性水肿较其他手术少，患者能够快速康复。

(4)诊断更精准：诊断关节疾病的仪器有很多，即使通过最精密的核磁共振检查，也有很多细微的关节病变不容易发现，但是进行关节镜的微创治疗可以在关节镜下清楚直观地看出关节部位的病变，很准确地找出引起关节疼痛的原因，完成诊断，及早治疗。

(5)住院费用低：随着关节镜微创手术技术的普及，无论是手术时间还是手术之后的住院天数都会逐渐减少，手术费用也会相应降低，不会给患者造成巨大的经济负担。

(6)并发症少：传统方法治疗关节疾病很容易出现关节感染，手术之后的疼痛导致关节活动范围缩小，但采取关节镜微创手术之后能够减少并发症的出现，有助于改善患者手术之后的生活质量。

（王浩浩）

人工关节

1.什么是人工全髋关节置换术？

人工全髋关节置换术是一种外科手术，主要用于治疗严重的髋关节疾病，如骨性关节炎、股骨头坏死、股骨颈骨折、类风湿性关节炎、先天性髋关节发育不良、髋部肿瘤以及髋关节重建失败等情况。当髋关节的疼痛或功能丧失严重影响患者的生活质量且保守治疗无效时，医生可能会建议进行全髋关节置换。手术过程中，医生会移除患者受损的髋关节表面，用人工假体替换。这些假体通常由金属、陶瓷或塑料制成，设计用于模仿天然髋关节的运动和承载能力。

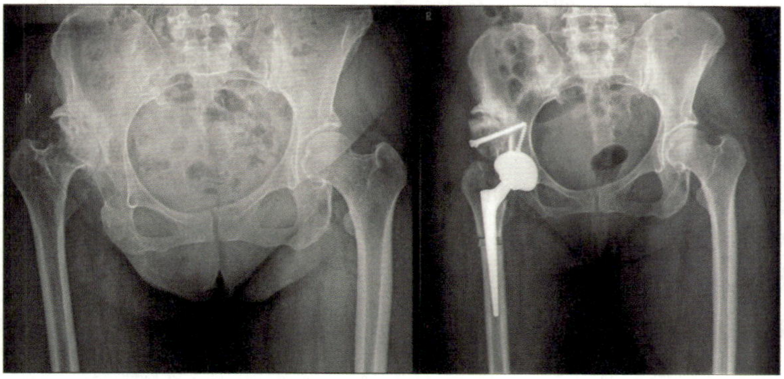

髋关节置换术前、术后X线对比

2.人工假体的使用寿命大约为多长时间？

一般来讲，人工假体的使用寿命为15～20年。大多数据表明，全髋关节置换术的年失败率仅为0.5%～1.0%。这意味着，如果患者更换了人工关节，有95%的机会可以使用10年，有90%的机会可以使用20年。随着技术的进步，这些数据可能会有所改善。

3.人工股骨头是什么材质的?

人工股骨头可以由金属(钴铬合金)或陶瓷制成,衬里可以由塑料(聚乙烯)或陶瓷制成,其可以以不同的组合使用球和衬垫,并以各自的球衬垫组合命名(金属对聚乙烯、陶瓷对聚乙烯、陶瓷对陶瓷等)。患者可以在咨询医生后选择最合适的植入物。

4.人工全髋置换的手术和恢复过程痛苦吗?

在过去的10~15年中,随着区域神经阻滞、脊柱阻滞和其他各种用于疼痛控制的方式的使用增加,全髋关节置换术后的疼痛已经得到了改善。全髋关节置换术通常被认为比全膝关节置换术痛苦少。

5.人工全髋置换术的伤疤有多大?

人工全髋置换术切口的大小可能会有所不同,并取决于几个因素,包括患者的体型、手术的复杂性和外科医生的选择。一般,手术切口在10~12厘米。需要强调的是,切口并不是越小越好,追求所谓较小的切口不会改善疼痛或加快恢复,实际上可能会增加手术复杂程度,延长手术时间,甚至导致假体位置不良,产生严重并发症,得不偿失。

6.进行人工全髋关节置换术时需要对患者进行全身麻醉吗?

虽然全身麻醉是一种安全的选择,但人工全髋关节置换术可以在区域麻醉下进行。区域麻醉的选择包括腰麻醉、硬膜外麻醉等。许多外科医生和麻醉师更喜欢区域麻醉,它可以减少并发症,并改善康复体验。患者应该在手术前与医生和麻醉团队进行沟通,选择最优方案。

7.人工全髋关节置换术后,患者需要多长时间才能恢复?

大多数接受全髋关节置换术的患者只需住院3~5天,在术后6周就能参加大部分日常活动。到术后3个月时,大多数人已经恢复了活动能力,并且可以不受限制地参加日常活动。虽然日常活动已恢复,但患者要避免高冲击力的活动,如剧烈的体育锻炼,以使人工全髋关节获得最佳的长期效果。

8.患者在人工全髋关节置换术后多久可以走路?

如今,大多数外科医生和医院都强调让患者快速下床。大多数患者在手术后的第二天就可以在助行器的帮助下行走。早期步行已被证明可以降低术后血栓的风险,并且是康复的重要组成部分。

9.患者在人工全髋置换术后需要进行康复治疗吗?

术后几天,患者将在医院接受一些康复治疗。髋关节置换术后的大部分治疗是步行,进行一般拉伸和大腿肌肉强化,患者也可以不在物理治疗师的帮助下自行完成。

10.人工全髋置换术有并发症吗?

全髋关节置换术是一种非常成熟的手术,大多数患者的疼痛缓解率为95%,被誉为二十世纪人类最伟大的手术。仅有1%～5%的患者会在术后期间出现并发症,如感染、血栓形成、肺栓塞、人工关节松动、脱位、腿长差异。其中感染是最麻烦的并发症之一,通常需要长时间使用抗生素并进行几次额外的手术才能消除感染。腿部血栓形成也是一种相对常见的并发症,需要在手术后使用抗凝药物来降低发病率。人工关节松动是由于轴承部件的磨损或部件从骨头上松动,所使用的植入物也会随着时间的推移而失效。髋关节置换术特有的另一个并发症是关节脱位,如果发生,可能需要额外的手术。手术后的腿长差异有时可能难以避免,但这种腿长差异是轻微的,很少需要治疗。

11.人工髋关节置换术后患者该如何进行康复锻炼?

无论髋关节还是膝关节置换术后,踝泵运动是一切康复锻炼的基础。踝泵运动是指通过下肢肌肉收缩带动踝关节运动,促进下肢血液、淋巴液回流,从而起到消肿、预防下肢血栓形成的作用。此外,这种运动还可以增加肌肉力量,避免肌肉萎缩。具体方法是患者平卧时伸展下肢,缓慢勾起脚尖至最大限度并维持5～10秒,随后伸展脚尖至最大限度并维持5～10秒,每次锻炼10分钟,每天锻炼10次,以不增加不适感为限。

髋周肌肉锻炼分为非负重和负重锻炼。术后早期,患者应以非负重锻炼为主,均可在床上进行,包括直腿抬高锻炼、屈髋及外展锻炼、股四头肌的等长收缩锻炼。直腿抬高锻炼的具体方法为患者平卧时,伸展下肢,脚尖向上翘起并收紧大腿肌肉，将下肢抬离床面 20 厘米，维持 10 秒，再放下休息 5 秒，每天锻炼 4 次，每次锻炼 4 组，每组锻炼 10 下，早期可循序渐进。屈髋及外展锻炼的主要目的为提高髋关节活动度，同时增强肌力，屈髋的目标是从 0°开始，一周内逐渐达到 90°，外展的目标以无大粗隆和髋臼外缘撞击为限，若主动锻炼难以突破，可通过被动锻炼的辅助提高活动度。股四头肌等长收缩的锻炼方法：平卧时，伸展下肢，大腿下端肌肉绷紧 5～10 秒，再放松 5 秒，在此过程中能感受到髌骨上下移动，每天锻炼 50 次，每次 5 组，每组 5 个循环。负重锻炼早期更应循序渐进，从简单的床边站立开始，到助行器辅助行走，再到脱拐行走，甚至可在帮助下做站立位屈髋锻炼。

对髋关节置换术而言，早期一切康复锻炼的基础应是避免脱位，在卧位时患者要保持外展中立位，翻身时要做到轴向翻身，侧卧时要在膝盖之间夹枕或防脱位垫，禁止内收内旋位；在座位时患者要坐高，至少超过小腿的高度，严禁跷二郎腿；在站立行走时要做到两腿与肩同宽，脚尖冲向正前方，避免走外八字或内八字。

（姜任东）

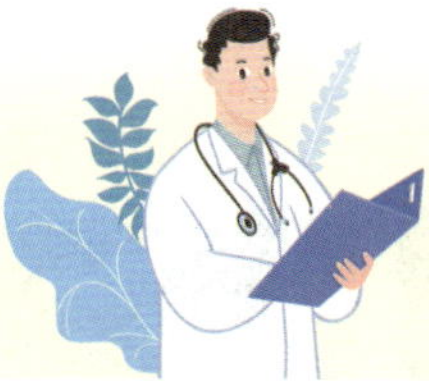

创伤外科疾病

上肢创伤

1.骨裂与骨折有什么区别?

其实骨裂也属于骨折的一种。骨折是指骨头在受到巨大外力作用时,骨头发生了断裂而变得不连续,或者是发生了碎裂而变得不完整。通常,大家所认为的骨折多是骨头的完全断裂,通过拍摄 X 线也可以看到骨折的断端,也就是常说的“骨茬”。但是,有一些“骨茬”并不会发生明显的移动,如骨裂是骨头完整的结构只有一小部分发生了断裂,通过 X 线检查一般很难发现,需要通过 CT、磁共振来明确诊断。

2.肩关节骨性结构由哪几块骨头组成?

肩关节的骨性结构主要由背部的肩胛骨、肩膀前方长长的锁骨,以及位于靠近肩膀部分的肱骨头构成。

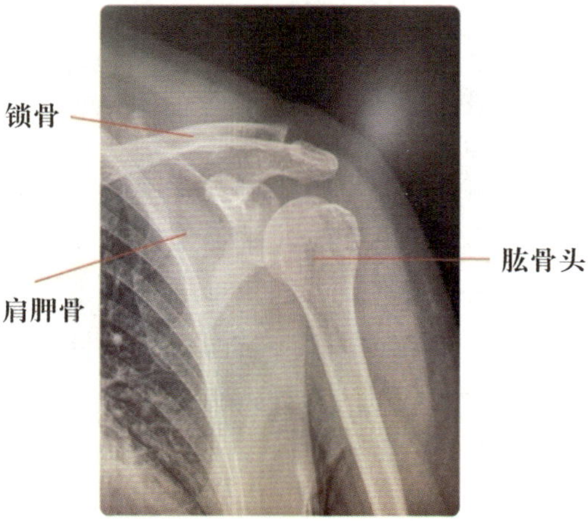

左肩

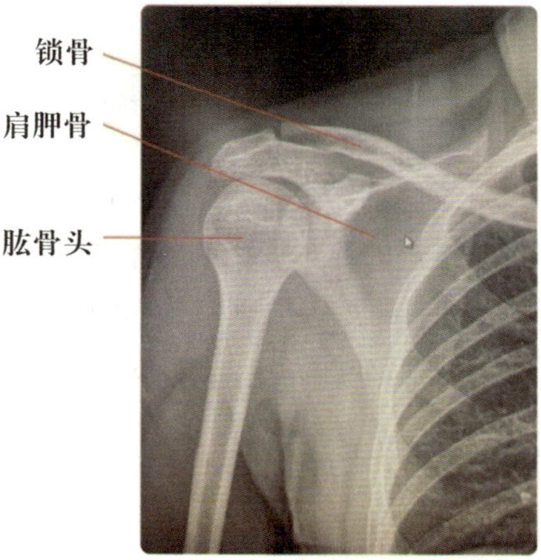

右肩

3.肩部骨折分哪几种？

（1）按照骨折的部位不同，肩部骨折可以分为肩膀前方的锁骨骨折、背部的肩胛骨骨折以及胳膊上端的肱骨近端骨折三类。

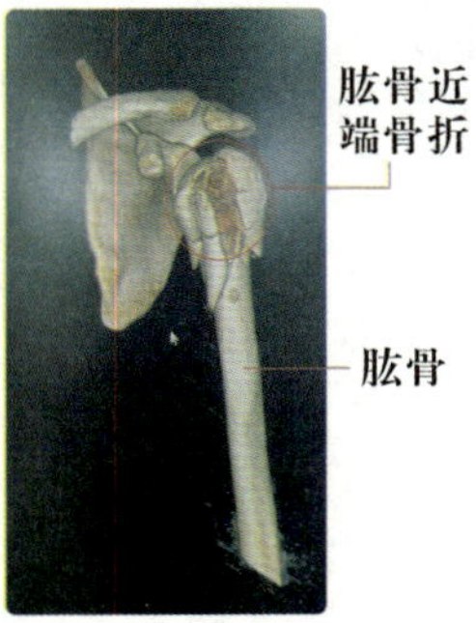

肱骨近端骨折

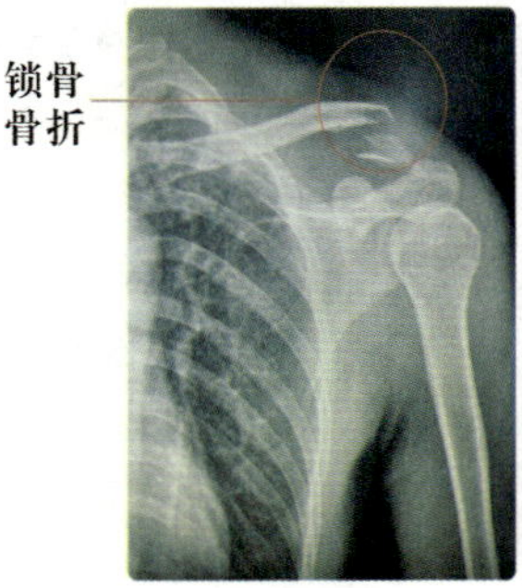

锁骨骨折

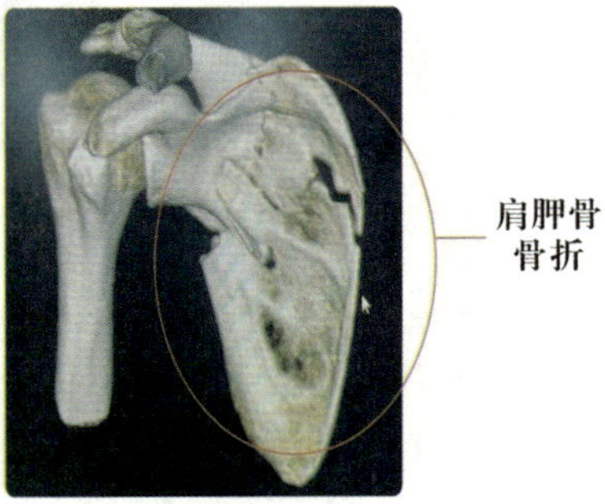

肩胛骨骨折

（2）按照骨折部位皮肤是否完整，骨折可以分为闭合性骨折与开放性骨折。开放性骨折是指骨折部位的皮肤破坏得比较严重，变得不完整，骨折断裂部分的“骨茬”与外界相通，可以通过骨折部位破损的皮肤观察到发生断裂的骨头。闭合性骨折是指骨折部位的皮肤破坏得不是很严重，皮肤比较完整，骨折断裂部分的“骨茬”不与外界相通。

4.锁骨骨折后应如何进行保守治疗？

如果骨折部位的骨头没有发生移动，或者是儿童常发生的青枝骨折是可以进行保守治疗的。这需要将骨折一侧的胳膊悬吊起来，防止胳膊活动，需持续3～6周。而对于锁骨中间部分发生骨折且骨折部位的骨头发生移动者，首先要进行手法复位，然后再行“8”字绷带固定6周。

5.什么情况下锁骨骨折的患者需要进行手术治疗？

当出现以下情况时，患者需要进行手术治疗：①锁骨骨折合并周围神经血管的损伤破坏。②以前发生的锁骨骨折一直没有愈合。③发生骨折的骨头发生了明显的移动，“骨茬”可能会从皮肤里面刺破皮肤。④骨折部位皮肤已经发生了破损，发生骨折的骨头已经与外界相通。⑤锁骨发生骨折的同时，与发生骨折的锁骨在同一侧的位于后背的肩胛骨也发生了骨折，导致患者受伤一侧的肩部下垂，出现“漂浮肩”。

这些情况发生时，保守治疗是没有效果的，要通过手术固定的方式进行治疗。此外，患者骨折在进行手法复位后，如果成功复位的骨头再次发生移动，导致美观受到影响时，也需要进行手术固定。

6.肩胛骨骨折后需要进行手术治疗吗?

肩胛骨骨折后是否需要进行手术主要取决于肩胛骨骨折发生的部位。如果骨折位于肩胛骨中心的肩胛骨体部，绝大多数情况下不需要手术治疗，可以固定住骨折一侧的上肢，早期进行冷敷，晚期进行热敷、理疗、按摩等保守治疗。如果骨折的部位是靠近肩膀头一侧的肩胛盂，这种情况下大多数都需要进行手术治疗，因为肩胛盂对于维持肩关节的稳定有着重要作用，如果不进行手术固定，可能会影响肩关节的功能，导致肩关节的活动受到限制。

肩胛骨

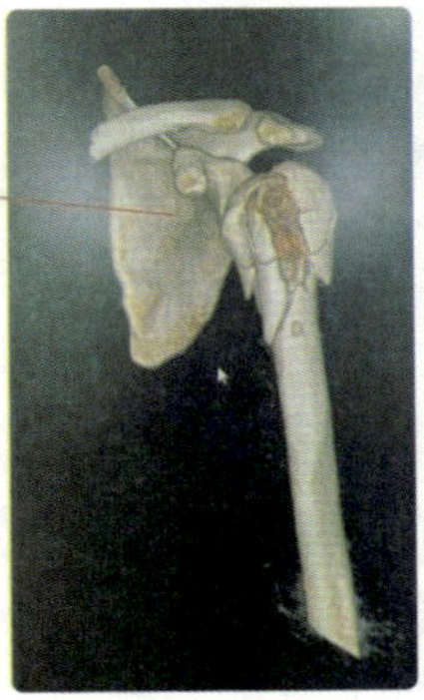

正常肩胛骨

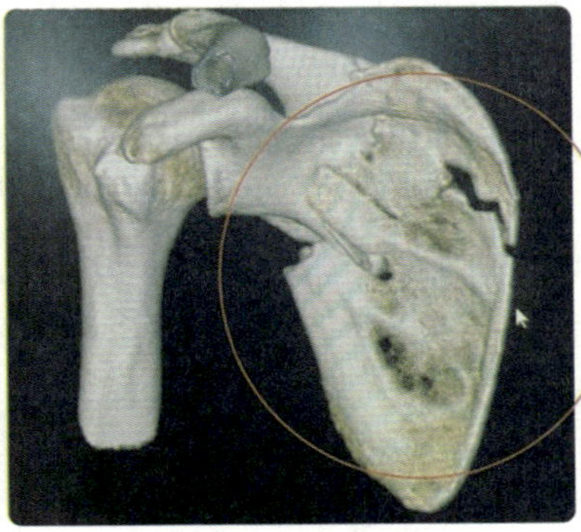

肩胛骨骨折

肩胛骨骨折

7.老年人伤后最常见的肩部骨折部位是哪里?

老年人伤后最常见的肩部骨折部位是上臂靠近肩膀头部分的肱骨近端，尤其多见于骨质疏松的老年女性。

8.肱骨近端骨折后如何急救处理?

在发生骨折后，如果骨折部位的伤口还在出血，首先要止血，可以利用衣服或绳子等迅速包扎上肢的上 1/3 部分，避免大量出血导致伤者有生命危险。在进行包扎后，可以找周围的树枝或木板为伤者固定骨折部位，防止骨折部位的“骨茬”发生移动，损伤骨折部位周围的神经和血管等。在进行急救的同时要及时拨打“120”或者自行开车前往医院进行专业的治疗。

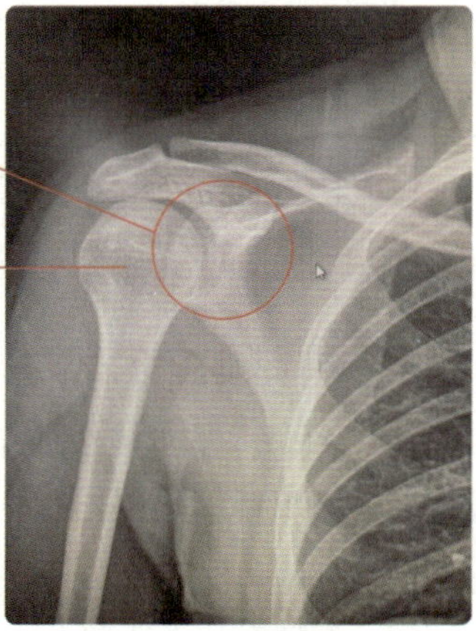

肱骨头与肩胛盂

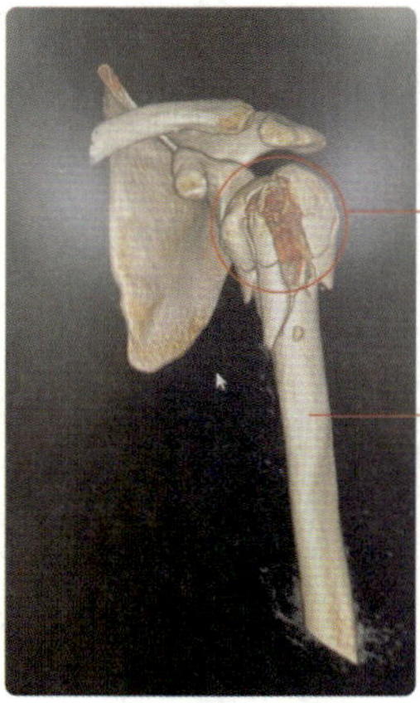

肱骨近端骨折

9.什么情况下肱骨近端骨折需要手术治疗?

肱骨近端骨折有非常多的类型,如果骨折部位的骨头发生明显移动,导致不稳定,或者在发生骨折的同时肩关节又发生了错位,使肩关节脱离了正常位置,以上这些类型的骨折都需要手术治疗。

不过老年患者,由于年龄较大,可能本身就存在身体功能减弱、骨质疏松、肩关节活动范围较小等症状,再加上老年人伤口愈合速度慢,可能导致复位效果不好,影响了肩关节的功能,最终造成手术失败。

10.肩关节脱位分为哪些类型?

根据肱骨头与肩胛盂的相对位置,可以将肩关节脱位分为前脱位、后脱位和下脱位。股骨头就好像左手握成的拳头,肩胛盂就相当于能够包住拳头的右手手掌。肩关节发生前脱位时就相当于拳头从手掌滑出,到达大拇指的前方;肩关节后脱位就相当于拳头从手掌滑出到达小拇指的后方;肩关节下脱位就相当于拳头从手掌滑落,直直掉了下去。

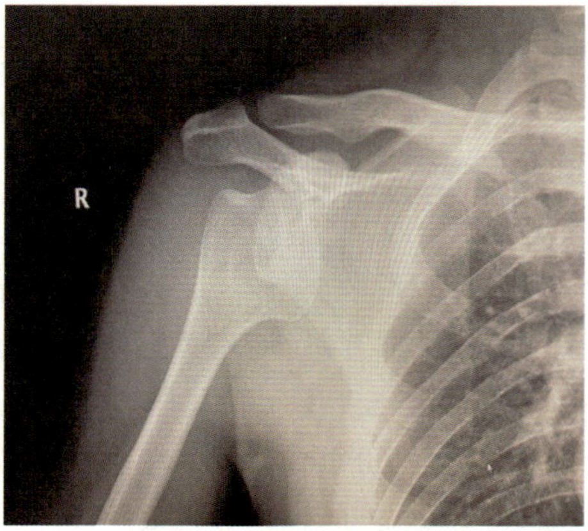

肩关节脱位

11.肩关节脱位后如何治疗?

肩关节脱位治疗的原则是在发生脱位之后复位、固定，固定一段时间之后再进行科学的锻炼，恢复肩关节的功能。发现肩关节脱位后，一定要尽快复位，但在进行复位之前还要注意检查一下有没有发生骨折或者神经血管的损伤。患者在复位之后还要复查X线片，复位成功后要固定住脱位一侧的上臂一段时间，解除固定后再开始进行科学的锻炼，恢复肩关节的功能。

12.肩关节脱位治疗后为什么可能会出现肩部疼痛?

肩关节脱位在进行手法复位后出现疼痛是比较常见的一种情况，这是由于在肩关节脱位的过程中发生了周围肌肉以及神经损伤。手法成功复位并不代表肩关节脱位已经完全治愈，还需要通过相应的方法治疗神经损伤及周围肌肉损伤。

13.哪些类型的肩关节脱位需要进行手术治疗?

①手法复位不成功；②肩胛盂发生骨折且骨折的部分发生了移动；③肩关节脱位时，肱骨头相较于原来的位置发生了明显移动；④肩关节脱位合并大结节骨折，且肱骨头成功复位之后，大结节的骨折不能复位。

14.肩关节伤后应如何康复锻炼?

患者一定不要急着做一些大幅度的肩部运动，需慢慢来，在医生的指导下先缓慢地向前方或者向侧面平举自己的胳膊，然后可以慢慢地加大手中的重量，可以拿着哑铃做前述动作。等到活动的范围和力量慢慢恢复，得到医生的许可后才可以进行剧烈的运动。

15.掰手腕也能造成骨折吗?

掰手腕也是会导致骨折的，在掰手腕的过程中，如果用力太过于激烈，会引发骨折。这是因为上臂靠近手肘的部位和上臂靠近肩关节的部位有较多的关节，而且这两个部位比较脆弱，在掰手腕用力过猛时容易发生骨折。因此，大家在掰手腕之前一定要先活动一下自己的手腕，在掰手腕的过程中，一定不要为了胜利而用力过猛，也不要突然猛用力，防止在掰手腕时发生骨折。对于未成年的小朋友、骨质疏松的人以及老年人群，应尽量避免掰手腕这种活动。

16.为什么肱骨干骨折后手腕无法上举?

发生肱骨干骨折后手腕不能上举,可能是骨折后沿大拇指一侧手臂走行的桡神经出现了损伤。肱骨干骨折是指肱骨中间部分,即上臂中间部分的骨头发生了骨折,在这一区域,骨折产生的“骨茬”对神经的挤压或者挫伤很容易损伤桡神经,导致手抬不起来。桡神经损伤是肱骨干骨折常见的并发症,在发生肱骨干骨折后,如果手腕抬不起来,一定要小心是不是桡神经发生了损伤。

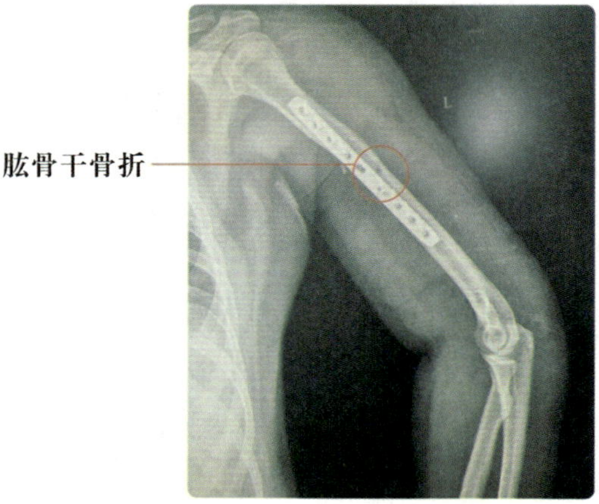

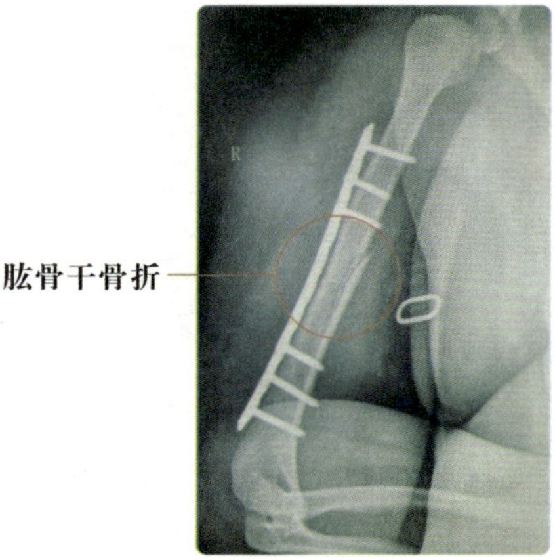

17.肱骨干骨折术的内固定物需要取出吗?

股骨干骨折术后的内固定物不一定都要取出来。如果是青壮年患者,在以后的日常生活中可能会有比较多的体力劳动,在条件允许的情况下还是要取出来。如果是年龄比较大的老年患者,由于自身新陈代谢的速度慢,出现排斥内固定物的反应相比于年轻人会轻微一些,在日常生活中没有明显的体力劳动就可以先不取出内固定物。但是,如果内固定物影响患者的日常生活或出现感染,这种情况下就要取出内固定物。

18.肘关节有哪些骨性结构?

大部分人认为肘关节是一个关节,但其实是由三个关节组成的一个复合关节,包括肱尺关节、肱桡关节和桡尺近侧关节。肱尺关节是肘关节的主要关节,由上臂肱骨靠近手肘的部分与前臂小拇指侧的尺骨靠近手肘的部分构成。

肱桡关节是由上臂的肱骨靠近手肘的部分和前臂大拇指一侧的桡骨靠近

手肘的部分构成。桡尺近侧关节是由前臂两侧的尺骨和桡骨靠近手肘的两部分构成。

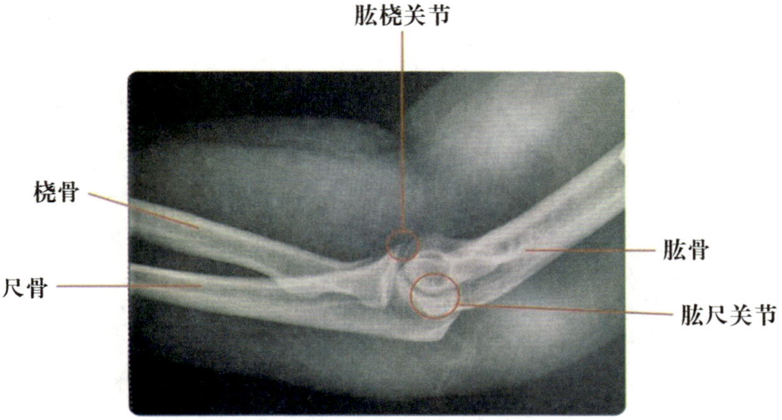

19.什么是恐怖三联征?

恐怖三联征是指肘关节在向后方脱离正常位置的同时，伴有前臂大拇指一侧桡骨靠近手肘部的桡骨头骨折和前臂小拇指一侧尺骨靠近手肘部的尺骨冠状突骨折。

20.肘关节受伤为什么“恐怖”?

肘关节受伤导致骨折时，肘关节周围的韧带等结构都会有非常严重的损伤。其手术治疗的难度很大，容易损伤神经，处理不好时还可能导致其他症状。即便经过了积极的手术治疗，也会对肘关节的功能产生很大的影响，遗留肘关节粘连等后遗症。

21.如何预防肘关节粘连?

肘关节在受伤后，可能会导致血管破裂，大量血液聚集在一起就会形成血液肿块，随着病情的发展，肘关节内软组织粘连。想要预防肘关节粘连，应在手肘部受伤时减少手肘部的活动，及时去医院进行处理，用冰冷敷或理疗等方法减少手肘部出血。平时患者要注意轻微活动手肘部，在医生的建议下进行功能锻炼，这都可以预防肘关节粘连的发生。

22.什么是异位骨化?

异位骨化是指手肘部的肘关节等大关节脱离原来的位置,或者因骨折、神经受损和遗传等因素,使得在正常情况下没有骨组织的皮肤、肌肉等软组织出现了骨组织,多发生在大腿根部的髋关节、手肘部的肘关节等大关节周围。

23.肘关节粘连后该如何处理?

肘关节粘连后的处理是需要分阶段的。在刚刚发生肘关节粘连时,患者可通过内服中药或者外敷中药,以促进血液循环,缓解受伤部位变肿、发胀,减轻粘连。如果到了中后期,肘关节粘连已经造成肘关节活动受限,最好是到医院进行相关检查,看是否还能够通过锻炼和药物的方法治疗。如果患者肘关节严重粘连或者手肘部变得僵直,则要进行手术治疗。

24.为什么肘关节部位胳膊不直?

肘关节部位的胳膊不直可能是四个方面的原因导致的:①如果手肘部的肘关节发生了骨折或者肘关节脱离了原来的位置,导致周围其他结构出现了损伤,造成手肘部的肘关节发生粘连,就会导致手肘处的胳膊不直。②如果位于上臂后面一侧的肱三头肌出现了损伤或者断裂,会导致这部分肌肉的功能下降甚至丧失,就会造成肘关节不直。③如果手肘部的肘关节出现了关节炎症,如关节的软骨退化、关节之间的空隙变窄、骨质增生、钙化变硬等,都会导致该处伸不直。④如果位于我们上臂前方的肱二头肌这一块肌肉发生了“抽筋”,在进行肘部伸直的时候由于肌肉的“抽筋”以及关节润滑功能的下降,也会导致肘关节伸不直。

25.什么是胳膊肘的“麻骨”?

胳膊肘所谓的“麻骨”一般是指尺神经根的位置。在小拇指一侧手臂内走行的尺神经会经过肘关节处的尺神经沟内,因为位置比较浅,不小心碰到时会有种麻酥的电流通过感,导致小拇指、无名指,以及同侧手掌与前臂出现麻木的感觉。出现这种情况时,患者要减少活动、注意休息,还可以进行按摩、热敷,以缓解麻木的症状。

26.前臂由哪些骨结构组成?

前臂主要由尺骨和桡骨构成,并靠桡骨绕尺骨旋转而灵活旋转。

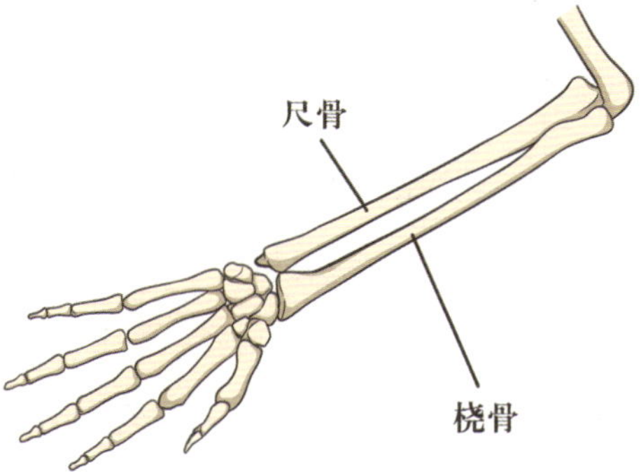

27.前臂骨折后要如何紧急处理?

前臂骨折后,患者或家人可利用书本、硬纸盒等把其前臂托住,然后用丝巾或围巾悬吊在脖子上,再及时就医。

28.前臂受伤后为什么手指不能活动?

能使手指屈伸活动的肌肉都位于前臂。另外,支配手部的血管、神经等都从前臂经过,所以前臂受伤后容易导致手指活动障碍。

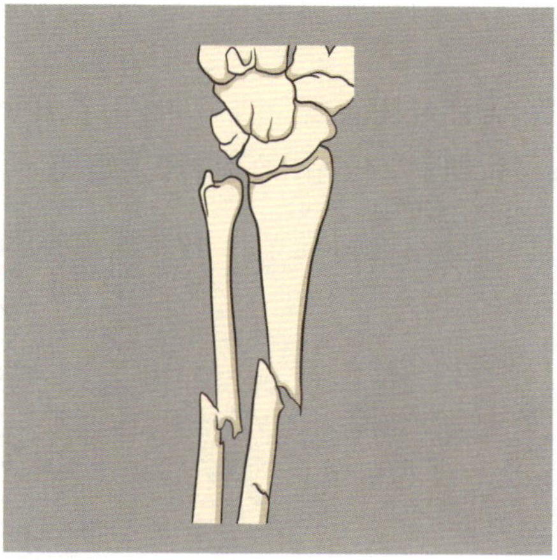

前臂受伤

29.为什么不建议取出前臂的内固定物?

前臂的尺桡骨相对较细,另外,前臂活动度大,内固定物取出后,若再次受伤,容易造成再次骨折。

30.腕骨由几块骨头构成?

腕骨由 8 块小骨头组成,分别是手舟骨、月骨、三角骨、豌豆骨、大多角骨、小多角骨、头状骨、钩骨。

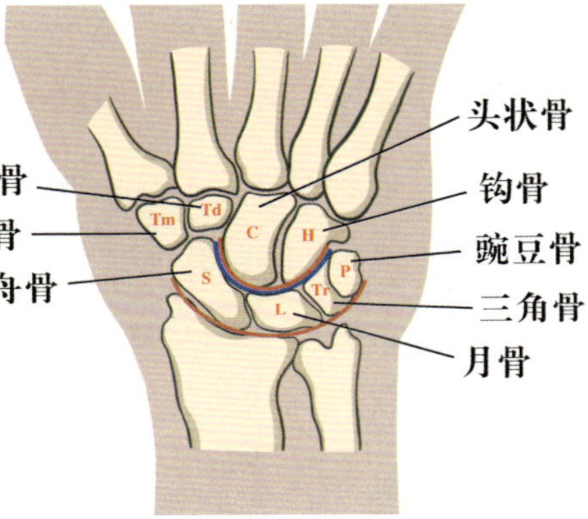

31.老年人滑倒为什么容易导致腕部骨折?

老年人易骨质疏松,摔倒后下意识手掌撑地,容易导致腕部骨折,主要是指桡骨远端骨折。

老年人腕部骨折后,若能经闭合复位良好,可用石膏固定进行保守治疗;若骨折累及关节面,骨折移位明显,不能闭合复位,则需要手术治疗。

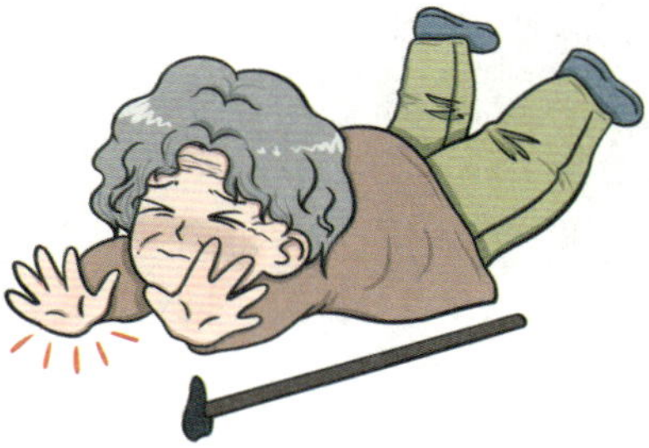

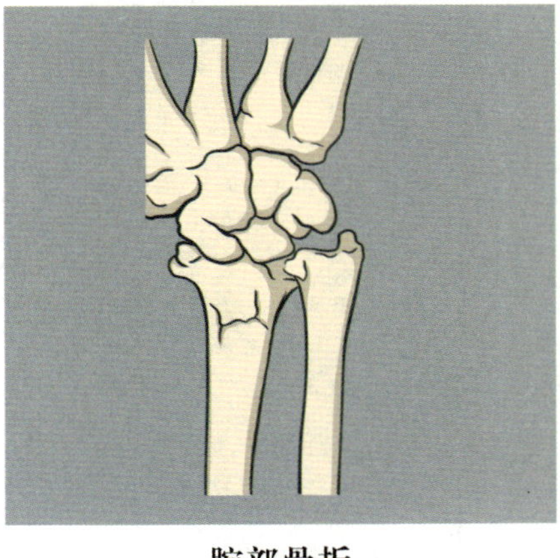

腕部骨折

32.手舟骨骨折后应如何处理？

手舟骨骨折后，需要视骨折移位程度及骨折部位，可采用石膏固定保守治疗或手术治疗方式。由于手舟骨的血供原因，其骨折后易导致部分缺血，导致骨折不愈合或坏死，因此骨折后患者应及时就医。

33.什么是“拳击手骨折”？

“拳击手骨折”是一种发生于掌骨颈的骨折，好发于第 4、第 5 掌骨。骨折部位远端向掌侧移位，骨折背侧成角。拳击手比赛时，容易发生此类损伤，故称为“拳击手骨折”。

34.为什么有时手部伤口很小，却需要进行手术治疗呢？

手部有丰富的血管、神经，还有较多肌腱。若患者的重要结构受伤，如血管、神经、肌腱等受伤，就需要进行手术治疗。

35.手指离断后，断指应如何保存？

患者或者家人应找到断落的手指，用干净的纱布轻轻包裹。不要用水清洗断指，因为这可能会破坏细胞，降低再植成功的可能性。之后将包好的断指放入一个塑料袋中，然后将其放入另一个装有冰块的容器里。切记不要直接让断指接触冰块，因为冰冻会损害组织。理想的情况是，保持断指在 4 ℃左右的温度下保存。

36.骨折后，石膏或支具需要戴多长时间？

一般骨折后，患者需要佩戴石膏或支具固定 6～8 周，不过，还需要综合考虑骨折部位、患者的一般情况，复查评估骨折愈合情况，根据实际情况决定最终固定时间。

37.患者在骨折术后多长时间能拆线？

骨折术后拆线的时间需要综合考虑手术部位及患者的一般情况，评估刀口愈合情况后拆除缝线，一般四肢肢体部位拆线需要 10～12 天，关节部位需要 12～14 天。

（刘昊　何吉亮）

脊柱骨折

1.哪些原因可以导致脊柱骨折?

脊椎由颈椎、胸椎、腰椎、骶椎及尾椎构成。脊柱骨折多由暴力伤导致,如车祸伤、高处坠落伤。老年性脊柱骨折可因骨质疏松引起,如骨质疏松性骨折。

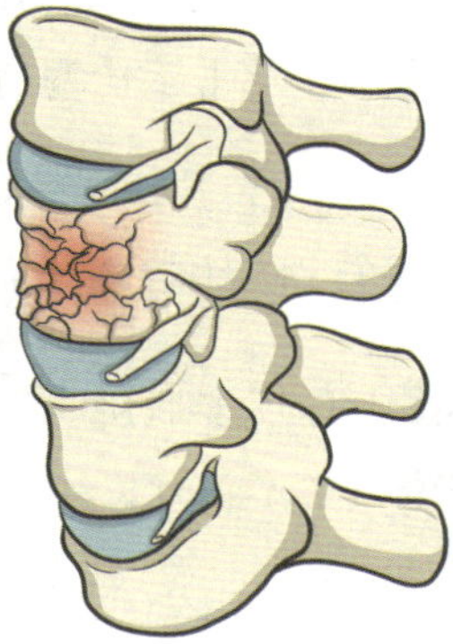

脊柱骨折

2.脊柱骨折后为什么胳膊和腿不能动了?

脊柱椎管内有脊髓及马尾神经(管理躯体的感觉及运动),脊柱骨折后容易伤及脊髓及马尾神经,导致肢体活动障碍及感觉障碍。

3.脊柱骨折后是否需要手术治疗?

脊柱骨折后是否需要手术主要根据椎体移位、压缩程度,骨折的严重程度,是否伴有神经损伤,以及伤者的一般情况等综合考虑。

4.微创手术能治疗脊柱骨折吗?

脊柱骨折后是否能进行微创手术治疗,需要根据患者骨折的严重程度及类型综合考虑,如腰椎椎体前柱骨折若椎管未累及,无神经症状,可行微创经皮固定术;若受伤较重,伴有神经症状,需要椎管减压,则需进行切开手术治疗。

5.脊柱骨折后患者一般需要卧床多长时间?

脊椎骨折的患者通常需要卧床 6～8 周,但因个人的病情严重程度和体质不同,具体时间有一定差异。脊椎骨折如果不是特别严重,在采取保守治疗的情况下,也至少需要卧床 1 个月。但如果病情比较严重,进行手术治疗后也需要卧床 1 个月至 2 个月,然后到医院复查,根据身体的恢复情况决定是否需要继续卧床休息。

6.脊髓损伤后还能恢复吗?

脊髓损伤的致死率较高,损伤后能否恢复主要取决于脊髓损伤时的严重程度,如无骨折脱位性脊髓损伤,磁共振检查无明显脊髓损伤的高信号,治疗后恢复的可能性大。对于一些比较严重的骨折脱位性脊髓损伤,脊髓损伤较重者完全不能恢复,损伤较轻微者可得到一定程度的恢复。

（何吉亮）

髋部骨折

1.什么是髋部骨折?

髋部骨折主要包括股骨颈骨折、股骨转子间骨折、股骨转子下骨折。

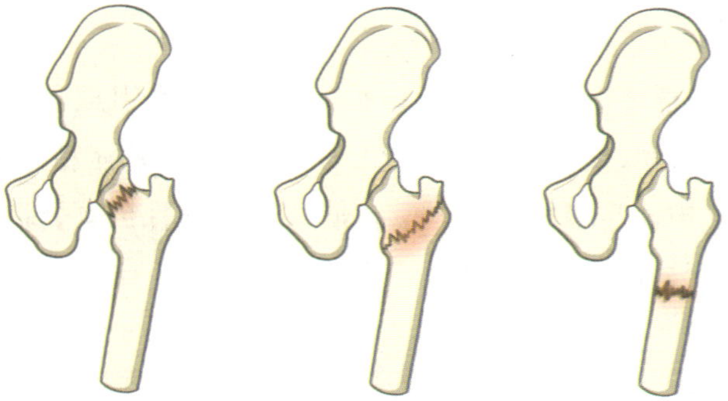

股骨颈骨折　股骨转子间骨折　股骨转子下骨折

老年人、腿脚不灵活者以及骨质疏松患者摔伤后容易髋部骨折。此外,日常活动多的年轻人在遭受巨大直接暴力后也易出现髋部骨折。患者髋部骨折后可感觉到髋部剧烈疼痛，下肢活动受限，不能站立和行走。另外，患者的患肢可出现缩短、腿外旋畸形、局部软组织肿胀等症状。

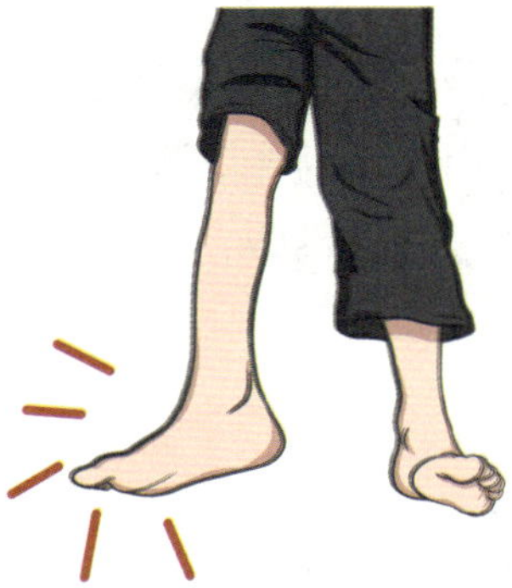

2.髋部骨折后一定需要手术治疗吗？

髋部骨折需不需要进行手术治疗主要取决于骨折的类型以及骨折是否合并神经、血管损伤等情况。部分患者骨折后，如果没有明显移位，或者患者本身基础疾病较多，难以耐受手术，或者受伤以前已经不能站立、行走的，可以考虑进行保守治疗以及局部制动来观察患者的病情。需要特别强调的是，如果能够选择手术治疗，则建议患者选择手术治疗。因为保守治疗需要长期卧床，对于老年人来说，如果长期卧床，还有可能导致出现一些并发症，如压疮、肌肉萎缩、坠积性肺炎等。除此之外，因为髋部的骨折位置比较特殊，如果采取保守治疗，还有可能会导致患者出现畸形愈合等情况。

3.髋部骨折后应如何进行保守治疗？

对于髋部骨折保守治疗方法，临床多采取下肢皮牵引或骨牵引、脚穿“丁”字鞋等，来稳定骨折端，恢复肢体的长度。同时，针对并发症和伴随的老年疾病进行治疗，并加强护理与康复。患者应定期拍片复查骨折愈合情况，以决定何时终止牵引和下床活动。

4.髋部骨折后为什么需要手术治疗？

虽然手术治疗有一定的风险，但大量临床资料统计显示，非手术治疗有更高的病死率。手术的最大优点是骨折可达到解剖复位，并且有效的内固定可使患者提前下床活动，减少肌萎缩及关节僵硬，还能方便护理，减少并发症、降低死亡率。

5.髋部骨折手术能采用微创的方式吗?

可以采用微创手术的方式。对于股骨转子间、转子下骨折及部分股骨颈骨折,可行骨折内固定手术,该固定系统具有创伤小、内固定牢固、术后恢复快、便于早期下地活动等优点。对于年龄较大的股骨颈骨折患者,一般采取以全髋关节置换和半髋关节置换为主(俗话讲的"换股骨头")的方法治疗。

6.患者在髋部骨折术后多长时间能走路?

股骨转子间骨折的患者在6周之内不能完全负重,6周之后,经过复查X线片,医生检查后内侧比较稳定,基本愈合后才可以慢慢走路。对于股骨颈骨折的患者,如果打了钉子做内固定,则要在6周时复查X线片,观察是不是有骨痂形成。如果没有骨痂,患者要再等10周或12周,看骨折线是否模糊,有没有骨痂形成。如果有骨痂,则患者可以适当部分负重,不能全负重行走,应循序渐进地增加负重,练习行走。股骨颈骨折可能需要3～6个月,部分需要8～9个月的时间骨折才能愈合,患者要定期复查,决定下地走路的时间。

7.髋部受伤后,为什么整个大腿都肿胀了?

受伤后,由于骨折断端出血及周围软组织受损,患者会出现受伤部位及周围肿胀。如果患者出现整个大腿的明显肿胀,首先要考虑深静脉血栓形成导致回流障碍。髋部骨折会出现肢体的活动障碍,患者肢体由于长期不动,动脉血没有肌肉有效的挤压和收缩,从而导致静脉血回流受阻,而表现为肢体肿胀。建议患者及时去医院做血管彩超,来明确有无深静脉栓塞形成,若确诊后,则一定要尽早处理。

8.髋部受伤后为什么会出现膝关节疼痛?

髋部受伤后,常见的临床症状是腹股沟区疼痛、髋关节活动受限,部分患者可能会感觉膝关节疼痛,而非髋区疼痛,这与神经支配有关。髋关节受多支神经支配,其中闭孔神经前支分别发出髋、膝关节神经支,也就是说髋、膝关节受同一神经支配。因此,当髋部受伤或出现病变时,髋关节闭孔神经末端受到刺激,通过神经反射到人体大脑,会感到膝关节疼痛。

9.股骨颈骨折后为什么容易股骨头坏死？

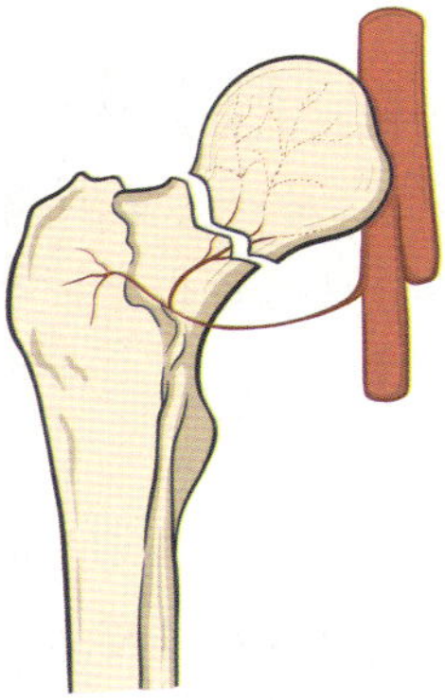

这与股骨头颈部特有的血液供应模式有关，股骨头近端约 1/5 部分是靠股骨头韧带内的小凹动脉供血。股骨颈骨折时，这一血管束一般不会受损，但其供应部分会减少。股骨头大部分血供来自从股骨颈基底部关节囊附着部进入的血管分支，这些分支在股骨颈的松质骨内向近端进入股骨头。当股骨颈骨折时，这些血管都会受损中断，影响股骨头的血运，易引起坏死。

另外，当股骨颈骨折后，骨折断端出血引起关节囊内压力增大，可压迫小凹动脉，影响股骨头血运。此外，关节囊压力增高也会阻碍静脉血回流，导致髓腔内压力增高，同样也会加重缺血程度。

10.股骨颈骨折分为哪几种？

（1）按骨折部位分类：其可分为股骨头下骨折、股骨颈头颈部骨折、股骨颈中部骨折、股骨颈基底部骨折。

（2）按骨折线的方向分类：其可分为股骨颈外展骨折和股骨颈内收骨折。

（3）按骨折移位程度分型可分为：①Ⅰ型：不完全骨折；②Ⅱ型：无移位的完全骨折；③Ⅲ型：完全骨折，部分移位；④Ⅳ型：完全骨折，完全移位。

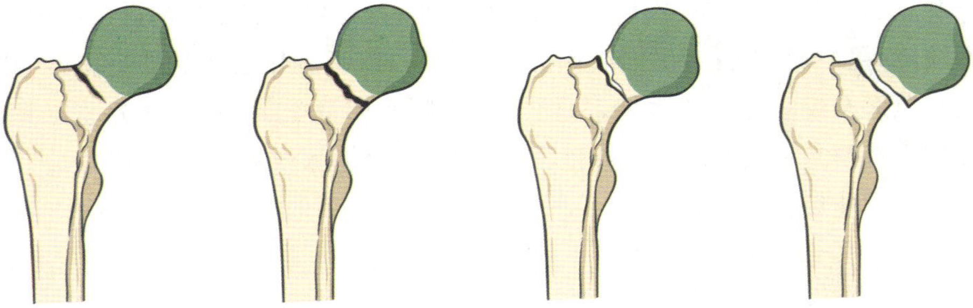

Ⅰ型 不完全骨折　Ⅱ型 无移位的完全骨折　Ⅲ型 完全骨折部分移位　Ⅳ型 完全骨折完全移位

11.股骨转子间骨折应如何分型？

最常用的分型为 Tronzo-Evans 分型，具体为：①Ⅰ型顺转子间骨折，骨折无移位，为稳定性骨折；②Ⅱ型小转子骨折轻微，可获得稳定的复位，为稳定性骨折；③Ⅲ型小转子粉碎性骨折，不能获得稳定的复位，为不稳定性骨折；④Ⅳ型不稳定性骨折，为Ⅲ型骨折加大转子骨折；⑤Ⅴ型逆转子间骨折，由于内收肌的牵引存在移位倾向，为不稳定性骨折。

（亓玉彬）

膝部骨折

1.膝关节有哪些骨性构成?

构成膝关节的骨骼包括股骨、胫骨、腓骨和髌骨，其中髌骨为人体最大的籽骨。

2.髌骨骨折有哪些分型?

（1）根据位置分类：有移位髌骨骨折、无移位性髌骨骨折、有移位性的髌骨骨折。

（2）根据骨折线走行方向分类：斜行骨折、纵行骨折或横行骨折。

（3）根据骨折碎裂程度分类：撕脱性骨折、粉碎性骨折、横行骨折。如果是粉碎性骨折，还包含上级粉碎性骨折、下级粉碎性骨折以及星状骨折，这中间有着各种不同的区别，在治疗时，对应的方法有所区别。

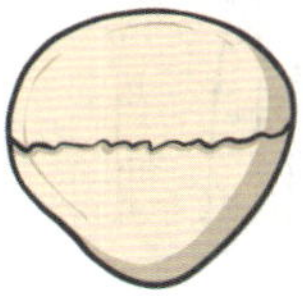

无移位骨折

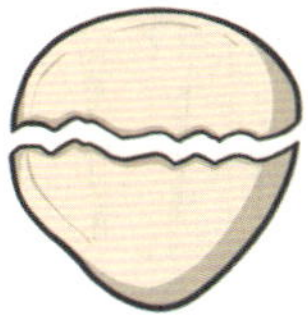

移位的横行骨

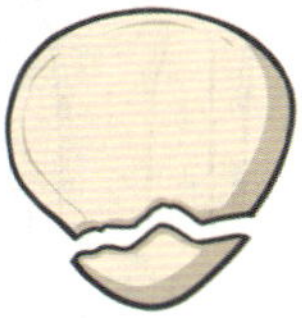

髌骨下极骨折

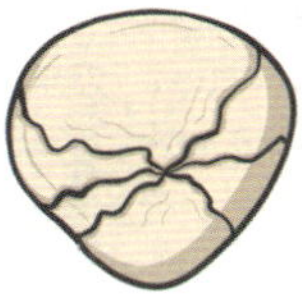

星形骨折（无移位）

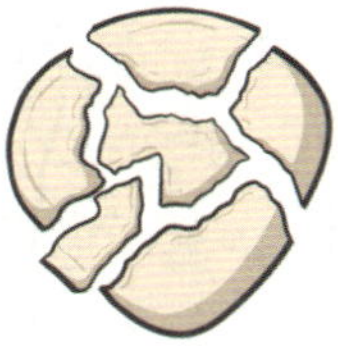

有移位的粉碎骨折

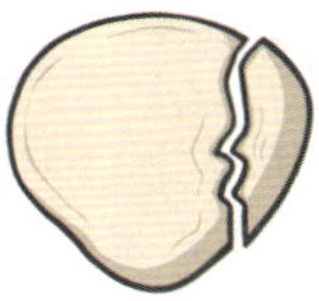

纵行骨折

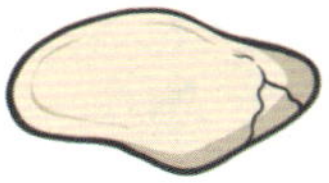

骨软骨骨折

3.哪些髌骨骨折需要手术治疗?

如果患者发生髌骨骨折,是否需要手术治疗主要根据患者骨折的严重程度来决定。如果髌骨骨折为粉碎性骨折或骨折断端移位超过 1 厘米,再或者髌骨上下极骨折合并髌韧带损伤,一般需要手术治疗。

4.哪些髌骨骨折可以进行保守治疗?

患者髌骨骨折部位症状较轻,无移位或移位不大,关节面比较平整,手法复位能够稳定的,可行保守治疗。

其中,石膏外固定适用于无移位的髌骨骨折,用长腿石膏托或管型固定患肢于伸直位 4～6 周。石膏固定期间,患者应注意观察石膏松紧情况,过松过紧时都需要及时调整。

5.胫骨平台骨折应该如何分型?

临床上比较常用的是 Schatzker 分型,共分六型:① Ⅰ 型:外侧平台劈裂骨折,无关节面塌陷;② Ⅱ 型:外侧平台劈裂,关节面塌陷;③ Ⅲ 型:外侧平台单纯压缩骨折;④ Ⅳ 型:胫骨内侧平台骨折;⑤ Ⅴ 型:双侧平台骨折;⑥ Ⅵ 型:双侧平台骨折加胫骨干与干骺端分离。

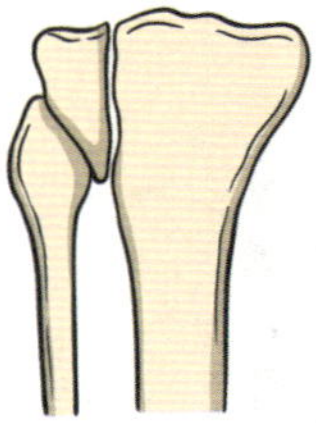

Ⅰ型

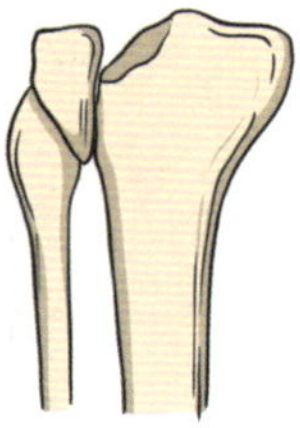

Ⅱ型

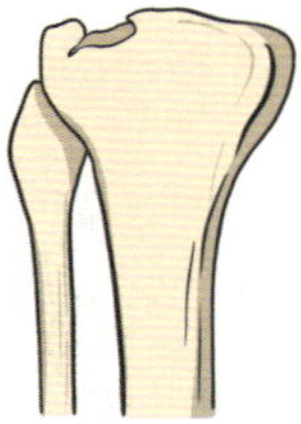

Ⅲ型

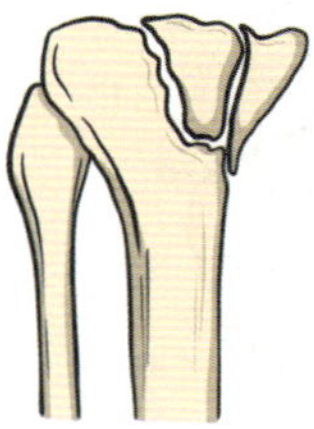

Ⅳ型

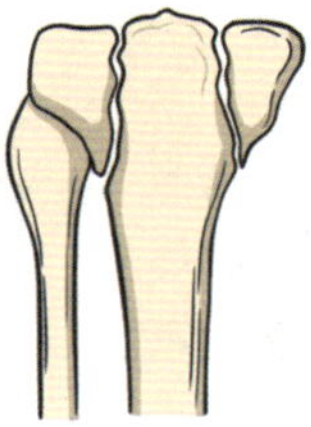

Ⅴ型

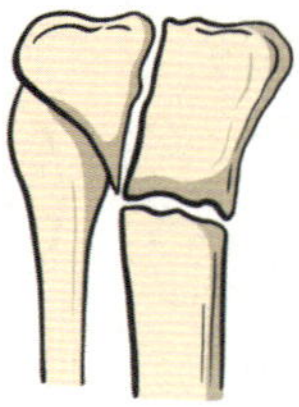

Ⅵ型

6.胫骨平台骨折后是否需要进行手术治疗?

胫骨平台骨折是否需要手术,与骨折的对位、对线有关,也与关节面是否平整有关系。如果胫骨平台骨折关节面不平整,关节面的塌陷程度超过 2 毫米,则建议手术治疗。移位的胫骨平台骨折为不稳定的关节内骨折,则必须坚持解剖复位,进行固定。

7.什么是 Hoffa 骨折?

股骨远端单髁或双髁的冠状面骨折均称为 Hoffa 骨折,为关节内骨折。

8.股骨髁骨折应如何分型?

按照 AO 分型法,可以分为 A、B、C 三型:

(1)A 型为关节外的股骨髁上骨折。

(2)B 型为部分关节内的股骨髁骨折。其中,B 型骨折又分为三个亚型,B1 型指的是股骨外髁矢状劈裂骨折,B2 型指的是股骨内髁矢状劈裂骨折,而 B3 型指的是冠状面的骨折,包括外侧片状骨块、单髁后方骨块、双髁后方骨块。

(3)C 型指的是累及关节内的股骨髁间骨折。C 型属于关节内骨折,患者常常会出现膝关节的创伤性关节炎。

9.股骨干骨折后如何选择内固定物?

股骨干骨折之后做内固定手术主要有两种方式:①股骨干的闭合复位或者有限切开复位髓内钉内固定术;②股骨干骨折的切开复位钢板内固定术。当然,还有其他的一些固定方法,但以上两种方法在临床中应用较为广泛。

(亓玉彬)

踝部骨折

1.踝关节是由哪些骨性构成的?

踝关节由胫骨远端、腓骨远端和距骨组成。

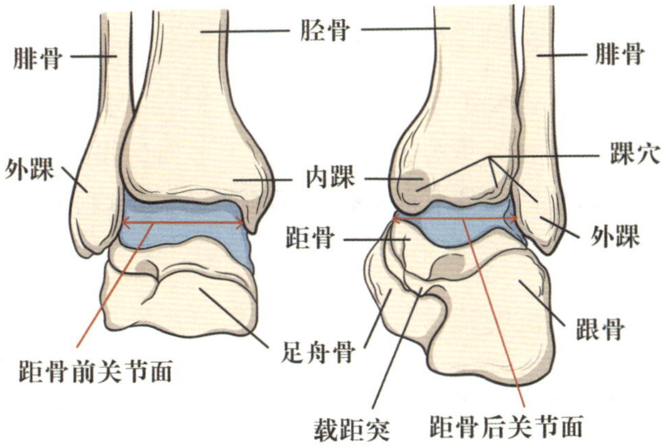

2.踝关节扭伤后应如何进行紧急处理?

(1)保护和固定:踝关节扭伤后,要立即停止运动,保护受伤关节。如果扭伤较严重,无法站立,可以用合适的物体来固定关节,帮助踝关节稳定,并防止其他伤害。

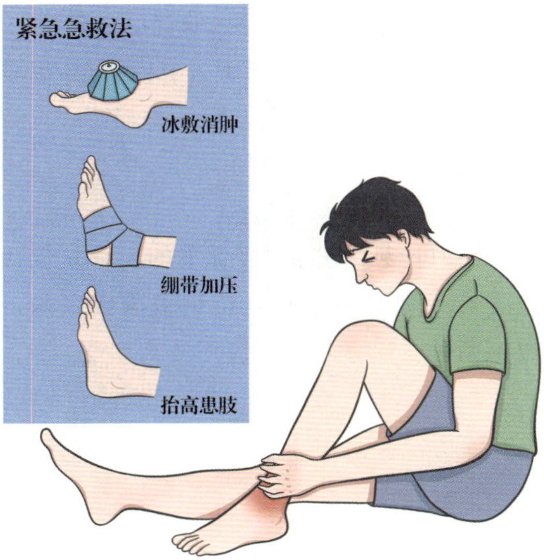

(2)冰敷:踝关节扭伤后的24~48小时为急性期,在这期间内,会出现程度不等的疼痛、肿胀,需要对受伤部位进行冰敷降温,以减少伤处血液循环,缓解疼痛和肿胀。每次冰敷10~20分钟即可,每天多次,直到疼痛和肿胀缓解。但应注意,在过了急性期后,就不要再冷敷了,后续可以改为热敷。

(3)抬高患肢:踝关节位于身体下部,受伤后,由于血液压力较大,会增加伤处疼痛、肿胀的情况。因此,患者此时要尽量抬高患肢,使受伤的踝关节尽量高于心脏,这样有利于降低踝关节处血压,减缓血流,缓解疼痛和肿胀。

3.踝关节扭伤后，患者需要做哪些检查？

首先，医生会对患者进行体格检查，通过视诊、触诊等明确疼痛部位，判断有无明显骨折。其次，患者应进行影像学检查，如踝关节正侧位 X 线片及踝关节正位内翻加压 X 线片，必要时可行 CT 和核磁共振检查，以确定是否存在韧带损伤，以及评估韧带结构和软组织撕裂的范围。

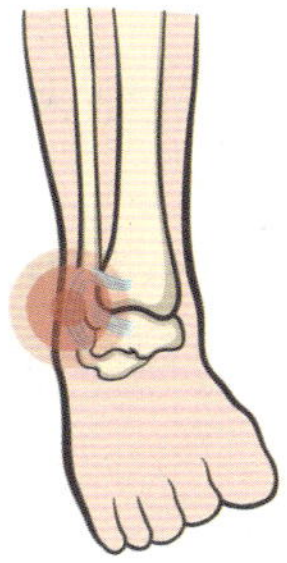

外侧韧带损伤

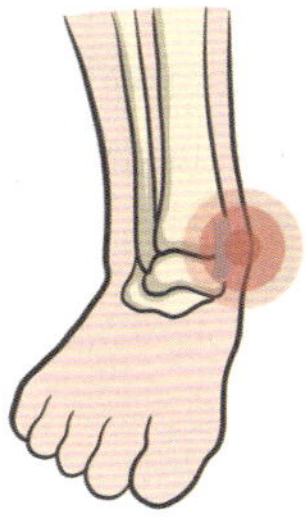

内侧韧带损伤

4.踝关节骨折应如何分型？

踝关节骨折可以分为单踝骨折、双踝骨折、三踝骨折。但在具体的临床工作中，常用的是 Lauge-Hansen 式分型，其根据足部在受伤时的位置和引起损伤的暴力方向，将骨折分为旋后内收型骨折、旋后外旋型骨折、旋前外展型骨折和旋前外旋型骨折四类。

5.踝关节骨折后是否可以保守治疗？

脚踝骨折后，如果患者骨折处没有明显移位，下胫腓韧带稳定时可以进行保守治疗。如果骨折处有移位，经过手法复位能够恢复解剖位置，下胫腓韧带也稳定的患者，也可以进行保守治疗，如使用支具或石膏进行固定。

6.哪些类型的踝关节骨折需要手术治疗？

脚踝出现骨折后，手法复位失败者，或者骨碎块出现分离、移位时，需要手术治疗。另外，踝关节出现多发性骨折导致关节的稳定性比较差者，甚至合并踝关节半脱位或者全脱位者也需要手术治疗。

7.踝关节骨折为什么最好在消肿后进行手术?

骨折手术需要在患肢消肿后才能进行,主要是因为手术中需要切开皮肤,还需要往软组织里面放内固定物。若患者患肢没有消肿,术后就有可能存在无法缝合伤口的情况,极大地增加了术后伤口感染的风险,甚至引起骨髓炎。

8.踝关节扭了一下为什么需要石膏固定?

脚踝扭伤后即使没有骨折,也建议行石膏固定,这是为了限制踝关节活动,更有利于局部关节囊和韧带的快速修复。

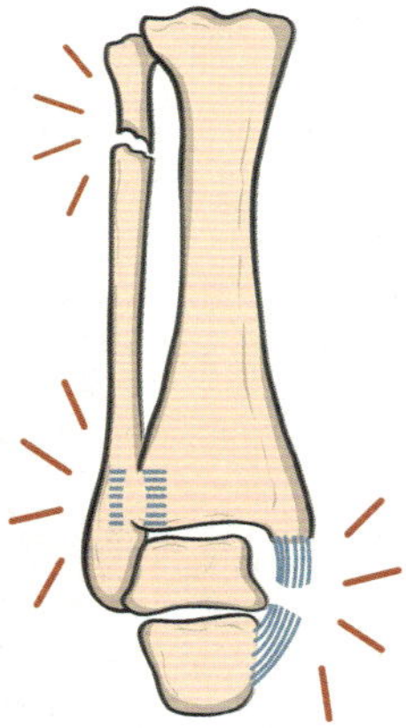

9.踝关节受伤时为什么要拍摄膝关节 X 线片?

有一种特殊类型的踝关节骨折会引起膝关节骨折。在踝关节外旋受伤时,暴力会顺着胫骨与腓骨之间的骨间膜继续传导,引起腓骨近端的骨折,因此有时会建议患者拍膝关节的 X 线片。

10.距骨骨折后为什么容易发生坏死?

距骨位于胫腓骨和跟骨、舟骨之间,约 70%由软骨覆盖,是足部活动的主要负重骨之一。由于距骨的血液供应主要来自小腿下部跗骨管动脉和三角支、近远端跗骨窦动脉和颈上支、后结节血管丛,其中有 2～4 条营养血管经距骨颈的内上面进入骨内,而距骨体部无血管进入,因此距骨颈骨折常易导致营养血管切断引起局部供血障碍、骨折愈合不良,最终导致距骨体缺血坏死。

11.跟骨骨折后是否需要进行手术治疗?

患者发生以下几种情况时,需要进行手术治疗:①后关节面移位骨折移位超过3毫米者。②跟骨严重畸形,跟骨增宽、短缩及内翻畸形的骨折,后关节面高度比正常少10%以上,或轴位片患者跟骨最宽处比正常侧增加10%时宜手术。③严重粉碎骨折者。

(亓玉彬)

围手术期护理

1.什么是"发物"?

中医认为"发物"是指动风生痰、发毒助火助邪之品,容易诱发旧病或加重新病,通俗讲就是食物中含有的营养成分会诱发或加重某些疾病。其实"发物"最早来源于传统医学和民间习俗总结出的"忌口食物",在中医看来,不同的病症应忌口不同的食物。例如,痛风患者要减少摄入嘌呤含量高的食物,如海鲜、豆类、紫菜等。因此,所谓"发物"就是在特定疾病期间不吃特定的食物,而且真正对人体不利的"发物"并不存在。

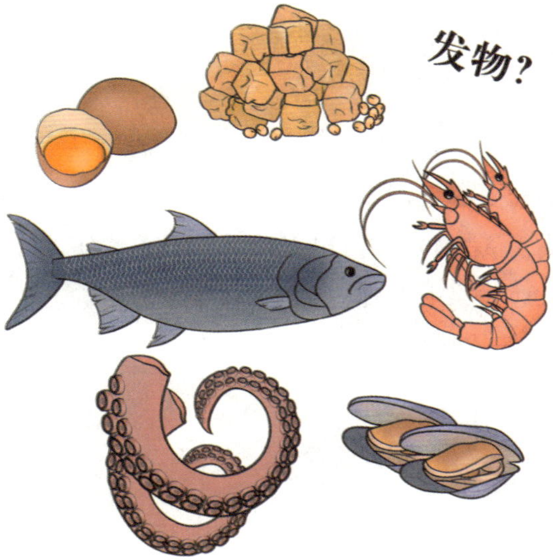

2.骨折患者应如何补充营养?

骨折后,除了接受正确的诊治外,合理的饮食也能够帮助骨折患者尽快恢复,且骨折后的不同时期,饮食标准也不一样。早期,患者骨折后活动量减少甚至处于卧床状态,因此饮食原则上以清淡、易消化的食物为主,保证足够的蛋白质摄入。骨折后一个月骨痂开始生长,患者机体转化为高代谢状态,饮食应转为高营养食物,积极摄入优质蛋白质,多吃含钙量丰富、微量元素含量高以及富含维生素C的食物,以促进骨折愈合。骨折后期,患者可以合理地进行荤素搭配饮食,保证营养的全面吸收,促进骨痂的生长。

3.如何预防下肢静脉血栓形成?

静脉血栓形成主要有三大原因:①血流滞缓,一般多发生于长期卧床者、外伤骨折者、分娩者。②血流高凝,一般多见于大面积烧伤者、处于产褥期者、进行癌症化疗者。③血管壁损伤,一般由遗传因素、高龄肥胖或化学损伤造成。下肢骨折后,患者卧床,血流缓慢,易形成下肢静脉血栓,而下肢深静脉血栓形成后会导致肢体血液回流障碍而出现下肢明显肿胀、持续性胀痛。栓子一旦脱落,会随血液流动至全身,堵塞肺部血管,导致急性肺栓塞甚至危及生命。因此,下肢静脉血栓的预防显得至关重要。下肢骨折的患者在卧床期间可通过以下几种方式进行预防:①功能锻炼:床上主动及被动活动下肢,主动活动包括脚有规律地向上"勾"及向下"踩"的踝泵活动及大腿前方肌肉紧绷及放松的股四头肌等长收缩,挤压静脉促进血液回流;被动活动包括大腿与小腿肌肉的按摩、膝踝关节屈伸活动及被动踝泵锻炼。②物理预防:下肢压力抗栓带或小腿安放气压泵,通过气压泵挤压肌肉,促进静脉血液回流,预防下肢血栓形成。③药物预防:应用低分子肝素皮下注射或口服利伐沙班等进行药物预防。通过以上各种预防方法,可以有效避免骨折后下肢深静脉血栓形成风险,有利于术后恢复。

静脉血栓形成的三大病因

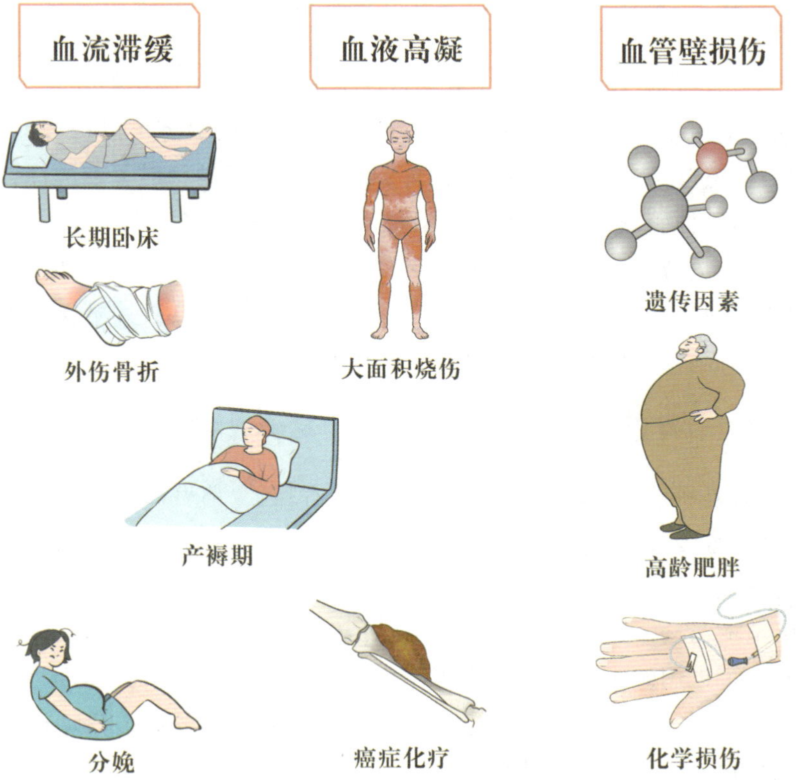

4.如何护理由脊柱损伤导致瘫痪的患者？

脊髓损伤后，会导致不同程度的瘫痪，表现为损伤部位以下运动、感觉以及自主功能丧失，家属护理时主要注意以下几个方面：

(1)选择合适的床垫：要选择柔软、透气且有一定支持力的床，最好是选用气垫床。

(2)勤翻身：每 2 小时给患者翻身 1 次，避免皮肤长期受压而产生压疮等。在翻身时应该用手托着患者的上半身和下肢，让患者的身体保持在同一轴线上，翻身时应注意避免脊柱产生扭转，防止二次损伤。

(3)日常管理：要注意患者的日常清洁护理，要为患者勤擦拭、勤洗澡、勤按摩，保持患者的皮肤干燥与清洁。同时，大小便的管理也很重要，因为很多患者有尿失禁、尿潴留以及便秘情况，要学会为患者清洁导尿，并给患者经常进食含纤维食物，让其大便保持通畅。患者在住院期间，家属可以在医师和治疗师的指导下，学习简单的关节松动技术，出院后可自行为患者锻炼。

5.肩部骨折术后的患者应如何进行功能锻炼?

肩关节骨折术后的功能锻炼主要是恢复肩关节的抬肩功能和恢复上肢的力量锻炼，从而恢复上肢的正常功能。首先，肩关节的锻炼可以选择前后钟摆样活动，逐渐进行肩关节外展和上举等训练。其次，要进行肘关节的屈伸活动，尽量最大范围伸直或屈曲肘关节。锻炼顺序可以从肩关节开始，然后是肘关节、手指及腕关节。每个关节每次锻炼 10 分钟以上，1 次锻炼半小时以上，1 天总的锻炼时间在 3 小时以上。锻炼需要循序渐进，避免患肢过早提重物，不然可能导致内固定物松动，甚至出现断裂等问题。

6.肘关节骨折术后的患者应如何进行功能锻炼?

肘关节是特殊关节，由三个关节构成，具有屈伸、前臂旋转等功能。因此，肘关节骨折愈合后，或多或少都会影响部分肘关节功能。首先，患者在损伤早期，当肘关节处于制动状态时，应开始握拳等主动收缩训练，以及开始进行腕关节、肩关节的活动。移除外固定装置后，可在康复师的帮助下开始被动屈肘关节运动，也可以用健康的手握住患侧手腕，然后拉到自己身前。有明显疼痛时注意停顿，增加角度，直至适应，疼痛消失。早期大角度的关节活动度(屈、伸)练习一般每日进行 1 次，力求角度有所改善即可，避免反复屈伸和多次练习。屈曲与伸直练习应间隔 2～3 个小时进行，避免相互干扰影响效果，以及过多刺激关节局部。患者在活动度练习后应即刻给予冰敷 10 分钟。

7.腕部骨折术后的患者应如何进行功能锻炼?

患者在手术后 2 周内，可进行用力握拳、伸开五指的运动，以锻炼掌指关节及指间关节活动为主;手术后 2～4 周，开始进行腕关节向下弯曲及向上伸直活动，适当进行前臂的旋转运动，同时增加肘关节屈伸及肩关节活动幅度;手术 4～6 周以后，可主动进行腕关节屈曲、背伸及旋转活动，同时加大肌力及关节活动度的训练。

8.髋部骨折术后的患者应如何进行功能锻炼?

髋部骨折手术后应尽可能早的进行功能锻炼，术后 2 周内可进行脚踝主动的上勾(背伸)与下蹬(跖屈)、膝关节主动的屈伸、下肢肌肉主动紧绷收缩与放松以及上肢主动拉吊杆等运动，并可在家人辅助下坐起或沿床边静坐进行小腿屈伸活动；2～4 周后可应用助行器在床边站立并逐渐进行短距离部分负重行走，完全负重时间应根据骨折愈合情况决定。

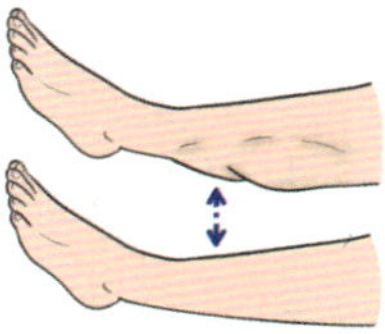

下肢肌肉主动紧绷与放松

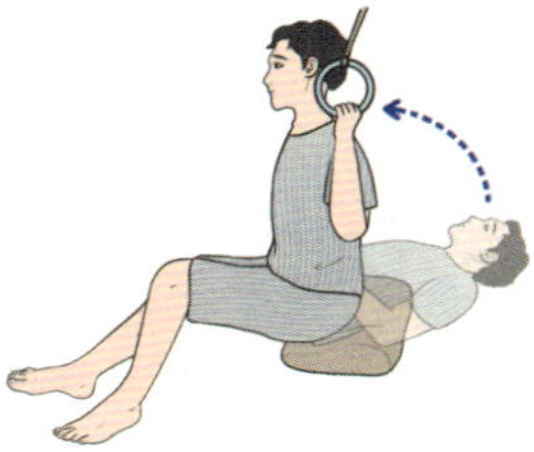

上肢主动拉吊环坐起

9.膝部骨折术后的患者应如何进行功能锻炼？

患者术后需要进行膝关节锻炼，包括：①膝关节周围肌肉力量训练，尤其是大腿前方股四头肌的力量训练，可以通过阻抗训练，如直抬腿、骑车、游泳等进行肌肉训练；②关节活动度训练：膝关节关节活动主要是伸、屈，而旋转作用仅表现为屈曲状态有轻度内外旋。

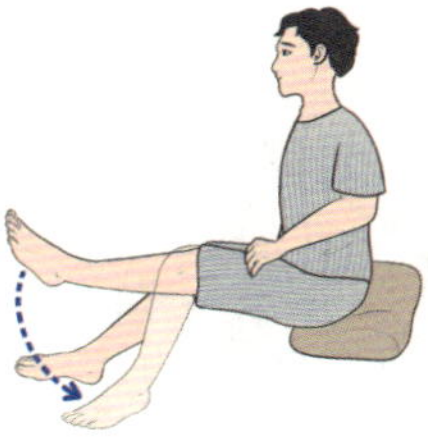

坐位主动屈膝

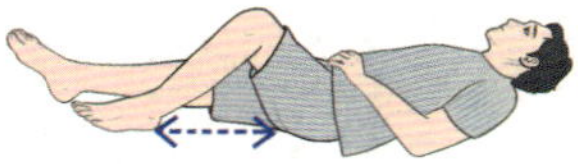

屈伸膝关节

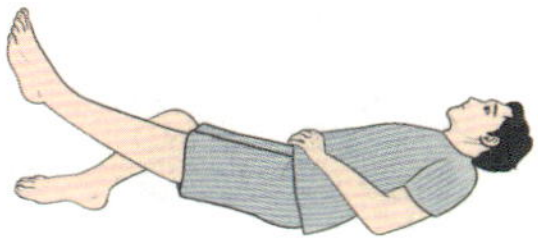

直抬腿

10.踝部骨折术后的患者应如何进行功能锻炼？

脚踝骨折手术之后，如果用支具或石膏固定，患者的踝关节暂时不能活动，可以多活动髋关节、膝关节以及脚趾的各个关节，防止关节僵硬，同时也可以做股四头肌的等长收缩锻炼及直腿抬高锻炼。拆除支具后，需加强踝关节屈伸、侧方及旋转运动，具体如下：①踝关节屈伸运动：足向上勾或向下踩，每次均应到所能承受的最大限度，反复进行 10 次。②踝关节的侧方运动：将足部左右移动，反复进行 10 次。③踝关节旋转运动：脚部进行旋转，逆时针旋转 10 次。④脚趾弯曲运动：将毛巾放在地板上，把脚放在毛巾上，屈曲脚趾抓毛巾，在锻炼的过程中不移动脚后跟，反复进行 10 次。骨折手术后前 8 周以功能性锻炼为主，8～12 周以后以恢复锻炼为主，可逐步进行踝关节的负重练习。一般经过 2～3 个月的康复锻炼后患者基本可以恢复正常水平。

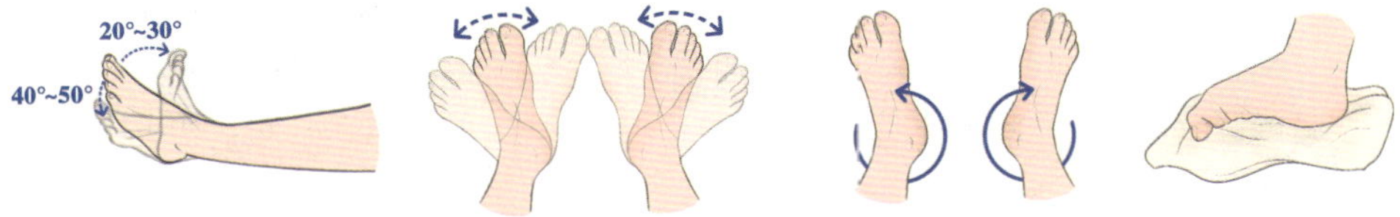

踝关节背伸跖屈　　踝关节侧方运动　　踝关节旋转运动　　脚趾抓毛巾

11.患者在术后应如何镇痛?

手术后，术区有一定疼痛是正常现象，因为手术是创伤性手术，难免会造成刺激性反应。

一般，疼痛分为三个程度：①1～3 分为轻度疼痛；②4～7 分为中度疼痛；③8～10 分为重度疼痛。

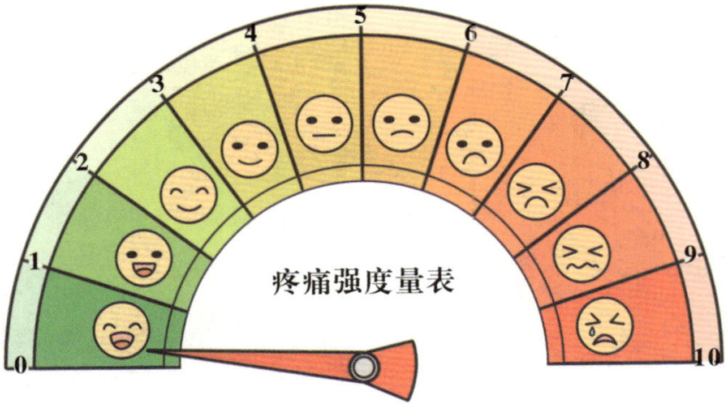

0	无痛
1~3分	轻度疼痛（睡眠不受影响）
4~7分	中度疼痛（睡眠受影响）
8~10分	重度疼痛（严重影响睡眠）

患者可选择非药物治疗，如理疗、分散注意力等方法可以起到不同程度的缓解疼痛作用，但手术后急性疼痛治疗仍以药物治疗为主。药物治疗也有多种，其中包括全身给药、局部给药、外周神经给药、联合多模式镇痛以及患者自控镇痛等方法。对于疼痛较轻的患者，口服用药即可止痛；而症状较重的患者，

则可使用肌内注射或皮下注射的止痛方法。

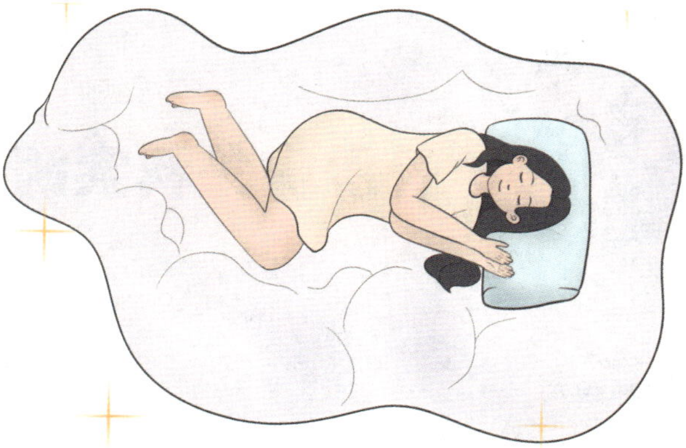

分散患者的注意力

12.骨折后应如何消肿？

骨折后，患者可以通过以下几个方法来消肿：①在骨折 24 小时以内，患者可以冰敷患处，建议冰敷 10～20 分钟；②卧床患者可抬高患肢，以高于心脏水平为准；③功能锻炼，患者可做一些股四头肌收缩、直腿抬高以及踝泵锻炼；④局部固定，可使用石膏或支具固定，减少骨折断端活动及出血；⑤患者可适当口服或外用一些消肿药物。

骨折后的消肿方法

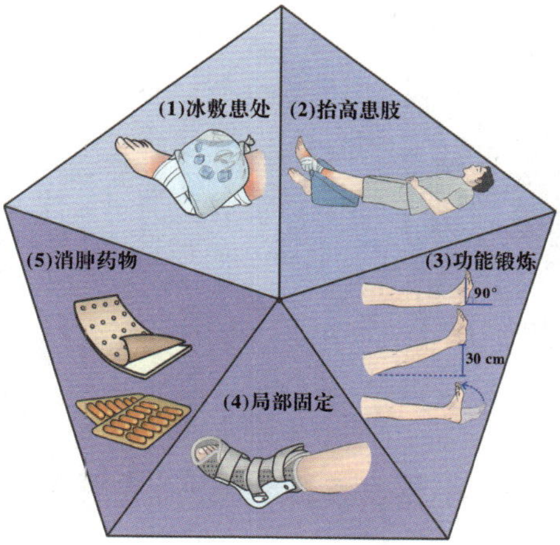

家庭常用冷敷方法

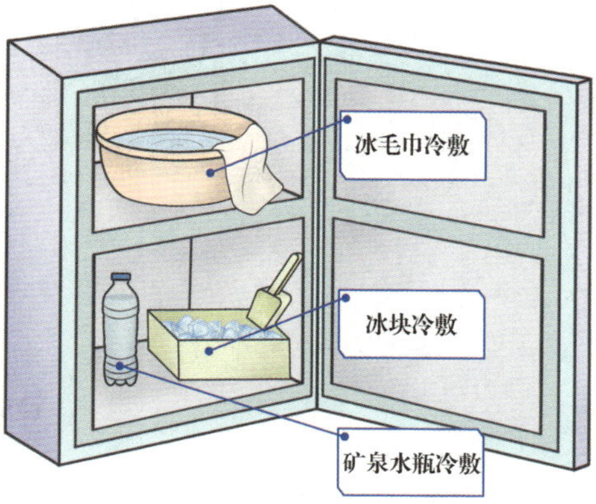

（亓玉彬）

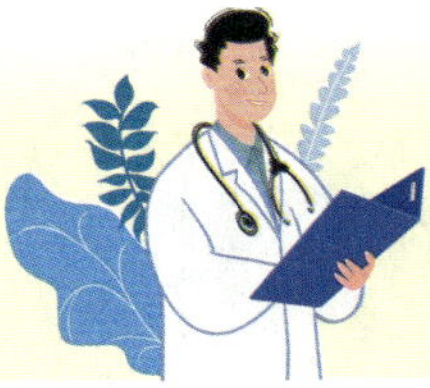

骨肿瘤外科疾病

1.什么是骨肿瘤？

骨肿瘤是发生于骨骼或其附属组织的肿瘤。其中，良性骨肿瘤易根治，预后良好，可发于全身各处骨骼；恶性骨肿瘤发展迅速，预后不佳，死亡率高。恶性骨肿瘤又分为原发性和继发性。另外，还有一类病损称瘤样病变，瘤样病变的组织不具有肿瘤细胞形态的特点，但其生态和行为都具有肿瘤的破坏性，一般较为局限，易根治。

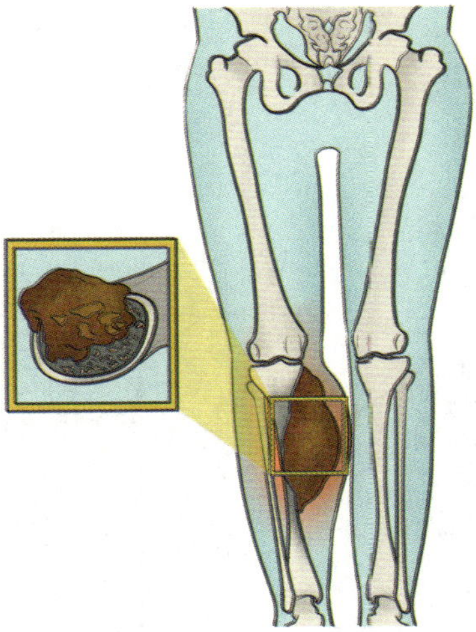

骨肿瘤

原发性恶性骨肿瘤通常好发于四肢骨干骺端；继发性恶性骨肿瘤主要为转移性骨肿瘤，好发于脊柱、胸椎、腰椎、骶骨、骨盆等部位。

骨肿瘤好发人群呈两极分化，原发性恶性骨肿瘤好发于青少年，继发性恶性骨肿瘤好发于40岁以上人群，所以当某个部位出现异常时要及时、充分检查，并到专科医院就诊，及早发现骨骼上的肿瘤，进行相应治疗，以减少肿瘤对健康的损害。

2.良性骨肿瘤患者会有哪些症状？

(1)关节痛：当患者患有良性骨肿瘤时，通常表现为非常明显的关节剧痛，正常活动时关节会发出“吱吱”声。

(2)局部肿胀：由于良性骨肿瘤主要是由患者骨骼内的细菌和病毒感染或外伤引起的，通常表现出非常明显的局部肿胀，甚至发红，如果发生在膝盖，可能会使患者无法正常行走。

(3)活动受限：良性骨肿瘤无论发生在上肢还是下肢，都会严重影响患者的正常生活，导致活动受限。

3.恶性骨肿瘤患者有哪些症状？

(1)骨骼和附近关节的疼痛和肿胀经常在夜间加重，疼痛的严重程度与活动无关。疼痛有多种性质，如钝痛、刺痛、牵拉痛等。

(2)身体会出现发热、消瘦、疲劳等症状。

(3)有些患者会有持续性背痛，并难以解释背痛的原因。

(4)有些患者四肢远端会有麻木感，多由肿瘤压迫神经引起。

(5)患者易发生病理性骨折或变形，多出现无明显诱因的一处或多处骨折，常因此就医。

4.恶性骨肿瘤发生的原因有哪些？

对于恶性骨肿瘤发生的原因，目前医学上并未有非常明确的答案，不过总体来说，划分为内因和外因。

(1)内因指自身身体的因素，如遗传因素和基因突变。

(2)外因包括生活习惯因素、环境因素和生物学因素。其中，生活习惯的因素包括精神焦虑、工作压力大等；环境因素包括电离辐射、环境污染、微量元素缺乏等因素；生物学因素包括病毒或者细菌感染，它们的反复刺激会导致局部增生过度，并进一步恶变，形成恶性肿瘤。

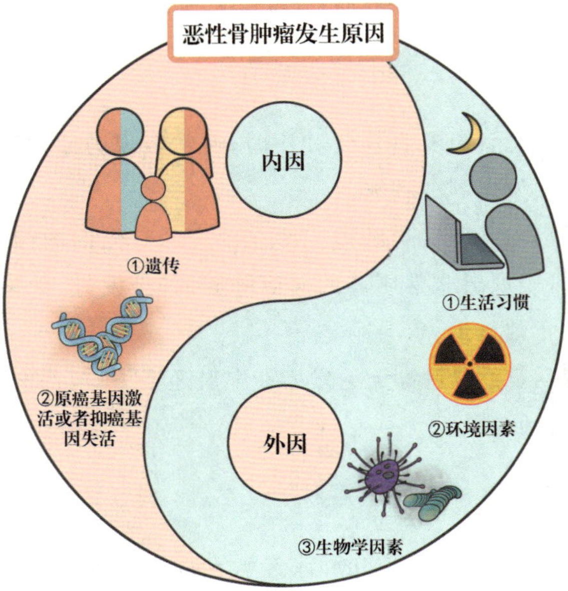

5.怀疑骨肿瘤时，患者需要做哪些检查？

(1)影像学检查：其对明确骨肿瘤性质、种类、范围，以及决定治疗方针都能提供有价值的资料，能较早发现病变组织，准确率高，是骨肿瘤重要的检查方法。良性骨肿瘤与周围正常骨组织界限清楚，恶性肿瘤的影像不规则，边缘模糊不清。

(2)病理检查：这是一种准确率最高的诊断方法，但若取材部位不当，也能造成诊断上的失误，因此病理检查尚需结合临床及X线检查，常用取材及检查方法有针吸活检、切开活检、冰冻切片、石蜡切片等。

(3)放射性核素检查：其可用于骨转移瘤的早期诊断。

6.如何区分良性骨肿瘤与恶性骨肿瘤？

对于骨肿瘤患者，辨别肿瘤的良恶性是很重要的，具体方法如下：

(1)生长速度：一般良性肿瘤生长速度缓慢，常不被发现，肿大的包块对周围影响不大，对关节活动很少有障碍。而恶性的肿瘤与之相反，其发展迅速，并会使表皮温度升高，甚至导致静脉曲张，使肢体活动受限。

(2)疼痛：恶性骨肿瘤患者会出现疼痛的情况，刚开始时疼痛呈间歇性，随着病情的发展，会变成持续性疼痛，尤其是夜间，更为明显，甚至患者得服用镇痛类药物才可以缓解。而良性的骨肿瘤则恰恰相反，患者的疼痛不明显或不痛。

（3）全身症状：恶性骨肿瘤发展到晚期，全身均可出现症状，如贫血、食欲下降、乏力、暴瘦等，而且还会发生转移，如血性转移（多见）、淋巴结转移（少见），而良性骨肿瘤则不会出现这些情况。

（4）病理性骨折：与恶性骨肿瘤相比，良性骨肿瘤更容易导致病理性骨折。

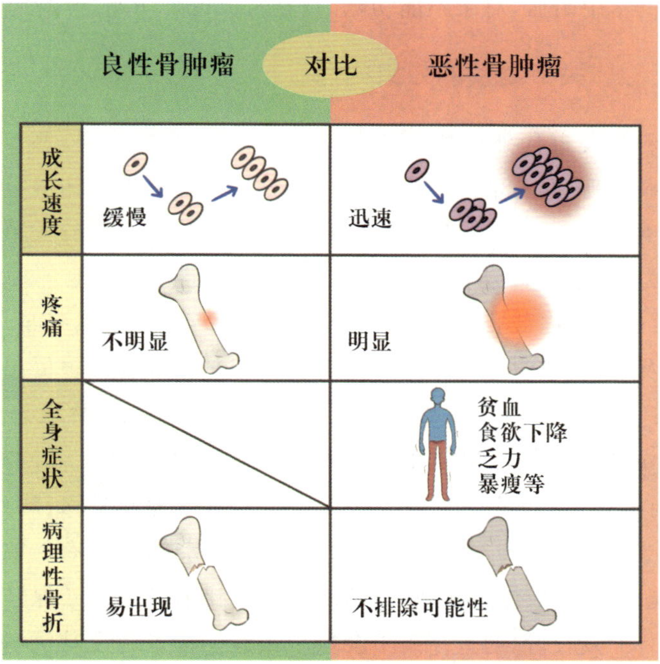

7.良性骨肿瘤应如何治疗？

（1）刮除植骨术：医生会在术中彻底刮除病灶至正常骨组织，然后通过药物或理化方法杀死残留的瘤细胞，再植入充填物。填充材料以自体骨组织或异体骨组织为主，也可使用其他生物活性骨修复材料。

（2）外生性骨肿瘤切除：如骨软骨瘤切除术，手术的关键为完整切除肿瘤骨质、软骨帽及软骨外膜，以防止复发。

对于良性骨肿瘤患者，如果手术顺利，只要切口愈合，即可回家休养，但需按时换药并注意定期进行门诊复查。

8.恶性骨肿瘤应如何治疗?

手术是恶性骨肿瘤的主要治疗手段，根据患者情况不同，可选择保肢手术和截肢手术。另外，放疗和化疗的应用也提高了患者的生存率，某些肿瘤术前术后配合放疗和化疗，可以缩小病灶、防止复发。而对于不能手术者，可以选择单独放疗。其中，骨肉瘤对化疗敏感，尤因肉瘤则对放疗敏感。此外，血管栓塞治疗可以减少术中出血，对于不能切除的肿瘤，也可采用姑息性栓塞。

9.人工假体关节置换的效果如何?

随着材料学及近代外科技术的进步，尤其是化疗的开展，恶性骨肿瘤患者的生存率明显提高，保肢术备受推崇，肿瘤局部切除、人工假体关节置换是目前骨肿瘤保肢重建的一种应用最广泛、效果最好的方法。重建的关节可以承受较大的机械压力，利于肢体功能的恢复和长期的固定。与其他各种重建方法相比，假体置换可以免除截肢带来的心理伤害和残肢痛，而且具有早期稳定性、早期活动能力及早期肢体承重能力等诸多优点，但具体实施应根据患者的病情而定。适应证：①患者骨骼的生长发育已基本趋于成熟，年龄最好超过 15 岁。②以Enneking 外科分期Ⅰ期和ⅡA 期最为理想；对ⅡB 期患者，如化疗反应良好，也可适当考虑，但应从严掌握。③无主要的血管神经受累、病理性骨折、局部感染和弥漫性皮肤浸润。④能在肿瘤外将肿瘤完整切除，有足够的皮肤和软组织覆盖。⑤保留的肢体经重建后，功能预期要比假肢好。⑥保肢手术的局部复发率不会高于截肢，预期生存率不会低于截肢。⑦患者及其家属均有保存肢体的强烈愿望。骨肿瘤假体置换是治疗肢体及脊柱骨盆良恶性骨肿瘤，保肢治疗的最主要的方法。发生于肢体长管状骨及脊柱骨盆的良恶性肿瘤，如果骨质破坏广泛，软组织侵犯比较严重，单纯刮除术无法彻底清除肿瘤，可以采取瘤段截除、人工假体置换术的方法来进行保肢治疗，这种方法最多见于长管状骨及脊柱骨盆部位的良恶性肿瘤的治疗，可以最大限度地为患者保留肢体功能，其治疗效果远远强于截肢等方法。但是，人工假体置换也有很多并发症，如假体的折断、假体的感染、假体的松动等，影响保肢治疗的效果，并且会有一定的复发率，危及肢体的安全。因此，患者应到正规专科医院，认真听取医生建议，再做决定。

10.骨肿瘤患者可以被治愈吗?

在临床上,有一部分骨肿瘤患者可以被治愈。例如,良性骨肿瘤患者,在手术切除之后,就可以获得治愈,很少复发。对于恶性骨肿瘤患者,如果处于早期阶段,也是可以通过积极的手术治疗而获得治愈的机会。如果恶性骨肿瘤已经发生了淋巴结转移,或者是发生了远处器官转移,常失去了根治性手术切除的机会,只能采用化疗、放疗等相对保守的治疗手段来控制病情的发展,这个阶段的患者往往难以获得治愈。

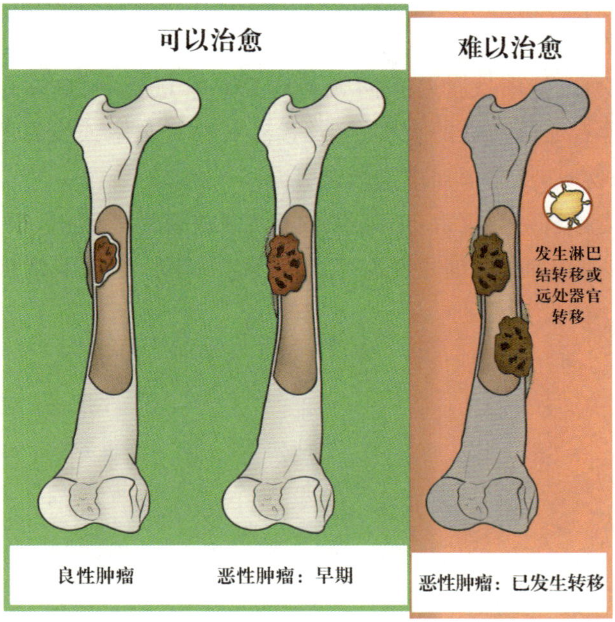

11.骨肿瘤的预后如何?

骨肿瘤预后如何主要与肿瘤的良恶性、肿瘤的大小、肿瘤的发生部位、患者的发病年龄、肿瘤对各种治疗的敏感度和肿瘤的分期等因素有关。良性肿瘤的预后往往要好于恶性肿瘤,良性肿瘤绝大部分是可以治愈的。若为中晚期的恶性骨肿瘤,特别是对放化疗效果不好的肿瘤,往往预后较差。

另外,肿瘤的发病部位也决定着肿瘤的预后,发生于肢体的肿瘤,如果可以被彻底切除,预后往往比较好;发生于脊柱骨盆等部位的肿瘤,切除困难,通常预后比较差。患者的发病年龄也与预后有很大关系,儿童患者和老年患者的各种恶性肿瘤预后比较差。此外，肿瘤发病以后是否有转移也决定了预后。如果没有转移，往往预后较好；如果有转移，则预后较差。

还要注意的是，恶性骨肿瘤切除后有一定的复发率，但对于不同部位、不同分期的恶性肿瘤，复发率并不一样，具体复发率因人而异，一般难以预计。

12.如何预防骨肿瘤？

（1）加强锻炼：体育锻炼可以起到强身健体的作用，不仅可以提高免疫力，还能够强健骨骼，从而起到预防骨肿瘤的效果。

（2）避免外伤：外伤是导致骨肿瘤的原因之一，因此，大家在工作、出行或运动时，一定要做好防护措施，尽量避免出现外伤。

（3）健康饮食：健康饮食对预防骨肿瘤是非常重要的，应避免经常吃酸菜、咸肉、咸鱼等含有亚硝酸盐的食物，以及含有黄曲霉毒素或发霉的食物，这会让身体吸收致癌物质，从而增加患病风险。

（4）避免接触放射性辐射：如果经常接触到放射性的辐射，很容易诱发骨肿瘤，尤其是青少年时期，正处于骨骼发育的重要时期，如果经常接触辐射，患骨肿瘤的风险会增大。

（张虎　李国全　张黎）

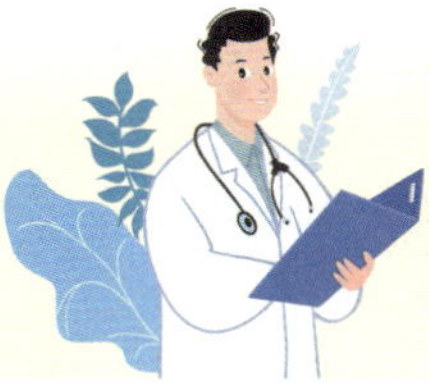

手足外科疾病

手外科

1.手部手术皮肤切口有什么特点?

不论任何部位做任何形状的切口,应注意手术刀一定要垂直于皮肤切口。基于手部功能强大的考虑,手部手术切口必须符合手部解剖构造和功能要求来显露。

2.几种特殊形状伤口的处理

(1)长度不等的伤口创缘需要修整创缘,缝合成“L”形,严密闭合创缘。

(2)角形创缘如果直接缝合,容易造成皮缘坏死或对合不良。角缘或不同形状角的缝合需要注意角的对合,首先需要将角的皮缘整齐对合于对侧,再缝合两侧伤口。

(3)游离皮片与创缘的缝合,要注意皮片边缘与皮缘完美对合,皮缘基底部不留死腔,这样才能愈合。

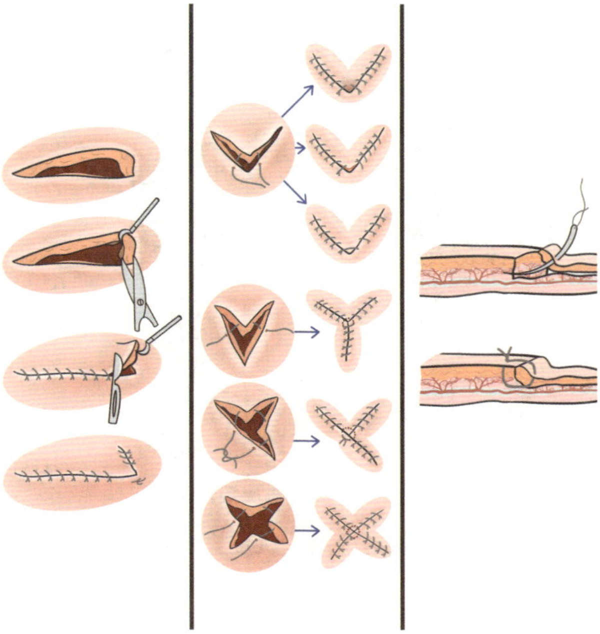

3.手部皮肤有什么特殊结构?

皮肤由表皮、真皮和皮下组织构成,其间附有由表皮衍生的附属器,如毛发、皮脂腺和汗腺。

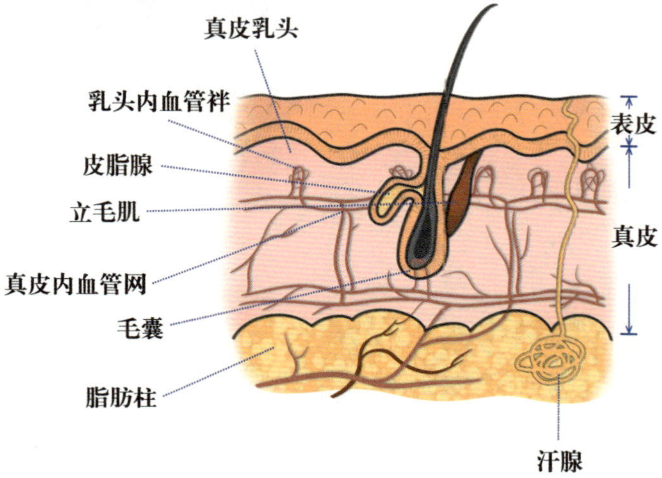

其中,手是人的劳动器官。为了适应功能的需求,手部皮肤在厚度、质地、结构上与身体其他部位的皮肤有所不同,并具有皮肤的特殊结构,即有着较大的皮纹和指甲。

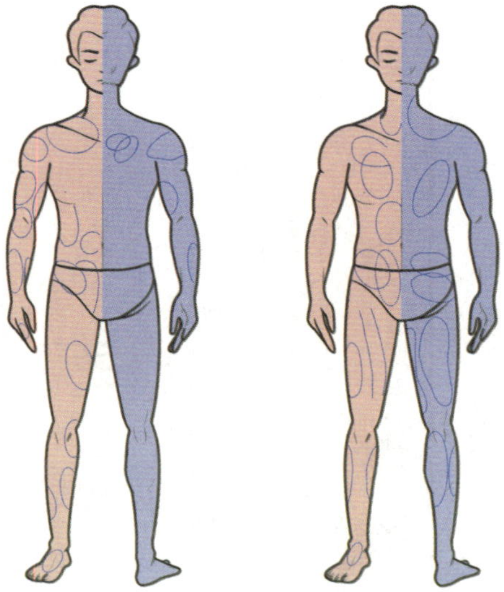

全身可切取的轴型皮瓣、肌皮瓣示意图

4.什么是皮瓣移植?

皮瓣移植指的是在身体的一部分切取创面所需要的皮肤和皮下组织,并在切取过程中保留部分组织与身体相连,用于覆盖另一部分创面的方法。皮瓣移植有带蒂皮瓣移植和游离移植两种不同方式。

5.手外科有哪些常用的皮瓣移植?

随意皮瓣:局部皮瓣、临位皮瓣、远位皮瓣、袋状皮瓣和管形皮瓣。超比例皮瓣:带深筋膜皮瓣、带真皮下血管网薄皮瓣、阻隔式皮瓣。轴型皮瓣(以营养血管为轴心)。

6.日常生活中,常见的手部损伤的发生率是多少?

据不完全统计,在创伤急诊患者中,手外伤占26.8%,即每4位创伤患者就有1例手外伤患者。在这些手外伤患者中,开放性损伤患者占总患者数的16.9%,占手外伤患者的63%。

手部外伤的类型也具有多样化,主要类型为压砸伤、切割伤、撕脱伤、绞轧伤、炸伤、烧伤、摩擦伤、贯穿伤、咬伤。

7.如何处理甲下血肿?

末节手指受到挤压或砸伤时,常形成甲下血肿,疼痛是其临床特点。若血肿张力不大,可进行冷敷处理,2~3天后改用热敷,以促进血肿吸收。血肿张力较大、疼痛明显者,可行血肿引流。如果血肿已出现感染,形成甲下脓肿,应行拔甲术充分引流。

8.指甲脱落时应如何紧急处理?

指甲部分剥离时,经清洗、消毒处理后尽可能进行原位压迫包扎。指甲完全剥离而甲床无损伤时,经清洗、消毒处理后,可在甲床覆盖凡士林纱布包扎。甲床出现裂伤时,则需及时就医,经无损伤缝合线修复甲床后,覆盖凡士林纱布包扎。

9.什么是热压伤?

热压伤是由热灼和机械压力所造成的复合伤,它不同于单纯烧伤,除了皮肤烧伤外,还有挤压作用,既有热力伤又有挤压伤,常伴有肌腱、神经、血管、骨和(或)关节损伤。热压伤致伤部位以手部最为常见,有时亦发生于前臂、上臂,较少发生于下肢。对于手部重度热压伤,应及时就医,及时修复创面,以及早期进行功能锻炼,这对手部功能的恢复甚为重要。

10.手部骨损伤与关节损伤有哪些临床表现?

其临床表现主要限于局部,如局部肿胀与瘀斑、疼痛与局限性压痛、运动功能障碍、畸形、反常活动、骨擦音及骨擦感、手指皮肤感觉异常、手指血液循环异常等。

11.如何治疗手部骨损伤与关节损伤?

手部骨损伤和关节损伤的治疗原则与人体其他部位相同,即准确复位、有效固定与合理功能锻炼。与骨、关节毗邻的手指屈、伸肌腱和关节囊常会因自身的损伤以及固定而呈现粘连或挛缩,影响关节运动功能的恢复。因此,患者在术后要在不妨碍骨、关节损伤愈合的前提下及早开始功能锻炼。

12.什么是掌骨?

掌骨远端呈球状膨大,有关节软骨覆盖,称掌骨头。它与近节指骨基底凹状关节面相对,构成掌指关节。掌骨头两侧各有一小结节,其掌侧有一浅窝,为侧副韧带附着部。掌骨近侧端宽大,形状不规整,称掌骨基底。其近侧面与远排腕骨构成腕掌关节,侧面则与相邻掌骨基底成掌骨间关节。掌骨头与基底之间呈棱柱状并向背侧隆起的部分称掌骨干。其背侧面较平坦,内、外侧面倾斜,有掌、背侧骨间肌附着。头与干移行区称掌骨颈,此处骨质薄弱,是骨折的好发部位。

13.腕关节由什么构成?

腕关节由掌骨基底、腕骨、桡骨远端、尺骨远端、三角纤维软骨复合体、韧带和关节囊组成,它们相互连接和依托,共同维系关节的稳定和运动。

14.什么是腕骨脱位?

在外力作用下,任意腕骨均有脱位的可能,或单独出现或与其他腕骨相伴出现,有时并发腕骨、掌骨基底、桡骨及尺骨远端骨折,类型复杂多变。腕骨脱位的治疗首先要矫正脱位及恢复桡骨远端、月骨与周围腕骨间的正常解剖关系,矫正骨折移位、舟月骨或月三角骨分离,消除妨碍关节功能恢复的隐患。

15.什么是腕管综合征?

腕管综合征是正中神经在腕管内受压而引起的以桡侧三个半手指麻木为主的感觉、运动、自主神经功能紊乱等一系列症候和体征,常见于中年患者,女性患者多于男性，常为单侧发病。腕管综合征疾病周期长，一般需要 2～3 个月可痊愈，但预后较好。

16.什么是肌腱损伤?

肌腱损伤是指连接肌肉和骨骼的坚韧结缔组织——肌腱，在承受过度压力、重复应力或急性伤害时发生的损伤。肌腱的主要功能是传递肌肉力量到骨骼，使关节能够活动。肌腱损伤可以分为几种类型，包括肌腱炎、肌腱病、肌腱断裂、肌腱钙化。

17.什么是肌腱的自发性断裂?

正常的肌腱非常坚韧，不易发生断裂。没有明显的外伤或只做轻微的动作如拧毛巾、解衣扣、弹手指等就发生的肌腱断裂称为自发性肌腱断裂。所谓“自发性”，实际上都有其潜在的原因，如骨折畸形愈合所致骨突起对肌腱的磨损、类风湿性关节炎、滑膜炎以及肌腱滑膜结核等对肌腱的侵蚀。不过，自发性肌腱断裂的发病率很低，约占手部损伤的千分之一。

18.什么是腱鞘炎?

腱鞘炎是一种影响腱鞘的炎症。腱鞘是围绕在肌腱周围的滑膜鞘，起到润滑和保护肌腱的作用，使肌腱能够在骨骼附近顺畅地滑动。当腱鞘发生炎症时，它会肿胀，导致肌腱活动受限，引起疼痛和不适。腱鞘炎通常是由于肌腱和腱鞘的过度使用或重复性应力造成的，特别是在手、腕、拇指、脚和踝关节等部位。

19.什么是“扳机指”?

屈指肌腱狭窄性腱鞘炎又称“扳机指”，主要由屈指肌腱在纤维鞘起始部滑动障碍所致。该病的女性患者多于男性，多见于中老年人群，其中拇指、中指、环指发病率高。拇指扳机指可以是先天性的。处于该病早期或症状轻的患者，经局部制动、鞘内注射皮质激素后，症状可以缓解。经上述治疗不缓解或反复发作者应行手术松解。

20.手部的血管解剖

每个手指均有掌侧和背侧对称分布的 4 条动脉，即 2 条指掌侧固有动脉和 2 条指背动脉，分别与同名神经伴行，形成指掌侧和背侧血管神经束。实际上，具有临床意义的是 2 条指掌侧固有动脉，指背动脉除拇指外一般均很细小。

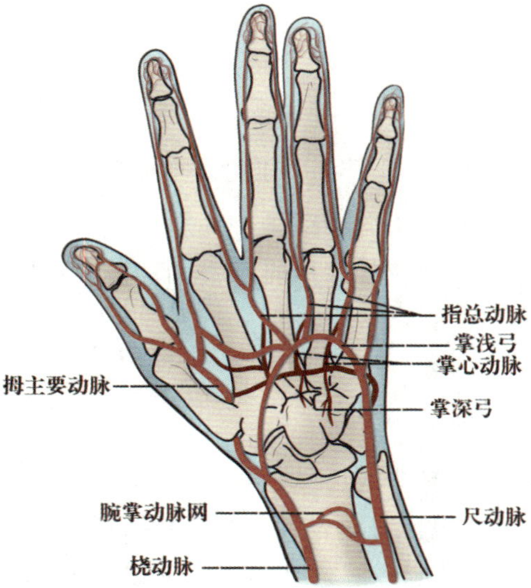

手掌侧动脉

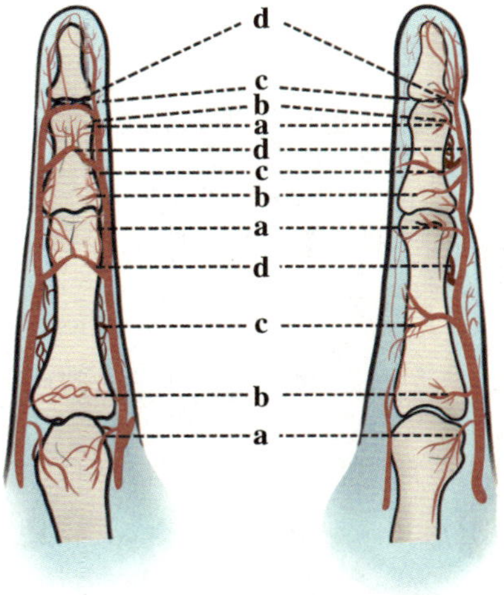

指固有动脉主要分支示意图
（a髁支，b干骺支，c背侧皮支，d掌横弓）

手指的静脉分为浅静脉和深静脉，浅静脉是主要的回流静脉。手指的背侧和掌侧分别具有较恒定的梯形浅静脉系统。指尖及甲下的静脉网与甲沟旁的小静脉一起汇聚到甲根部的近侧形成末端静脉。指背桡、尺侧静脉间有数条交通支，较恒定的有三条，形成指背静脉的梯形结构，也可将指背静脉的走行与通连视为静脉的弓网结构。

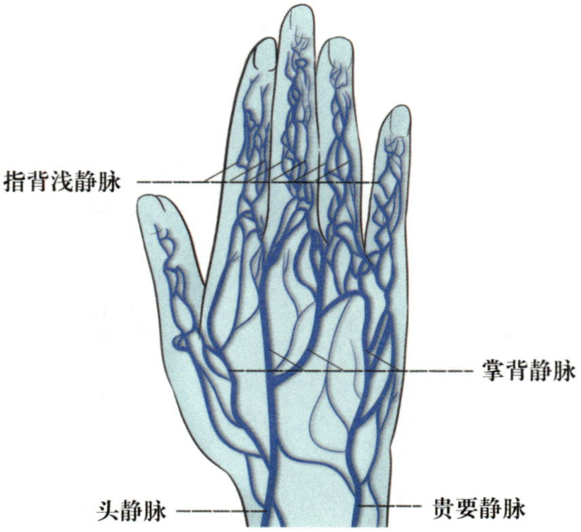

手背侧浅静脉

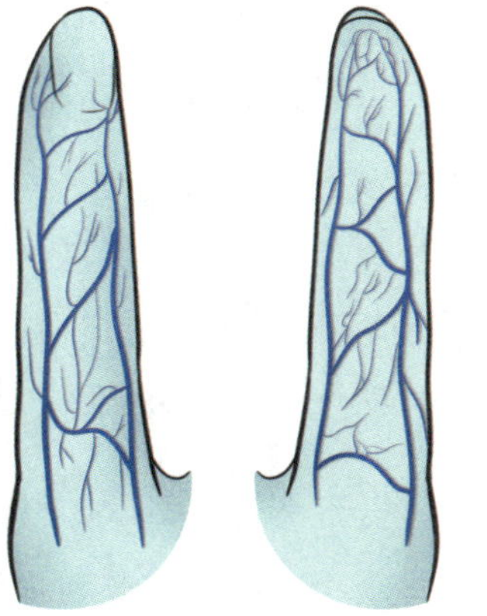

手指掌、背侧浅静脉示意图

21.手部出现烧伤该如何紧急处理?

手部烧伤后，伤者应立即用干净冷水冲洗，不仅可迅速止疼，而且可减轻烧伤损害程度，方法简便有效。伤手用治疗巾或干净头巾或外科敷料掩盖，简单包扎即可，不必仔细包扎，尤其不应分指包扎，之后应迅速前往医院，由医生检查确定烧伤深度及治疗方案。

22.什么是拇指和手指缺损?

拇指和手指缺损是指由于先天性因素、创伤、疾病或手术等原因导致的拇指或手指部分或全部丧失。这种缺损可以严重影响手部功能，因为手指，特别是拇指，在执行日常任务时扮演着至关重要的角色，比如抓握、捏取、书写、按键以及其他精细运动。

拇指和手指缺损的程度可以从轻微的软组织损伤直到骨骼缺失，根据缺损的严重程度，医学上将其分为不同的等级，通常按照缺损的位置和程度来分类：Ⅰ度为自近节指骨远端缺损，Ⅱ度为自掌指关节缺损，Ⅲ度为经掌骨水平缺损，Ⅳ度为整个拇指包括大多角骨缺损。

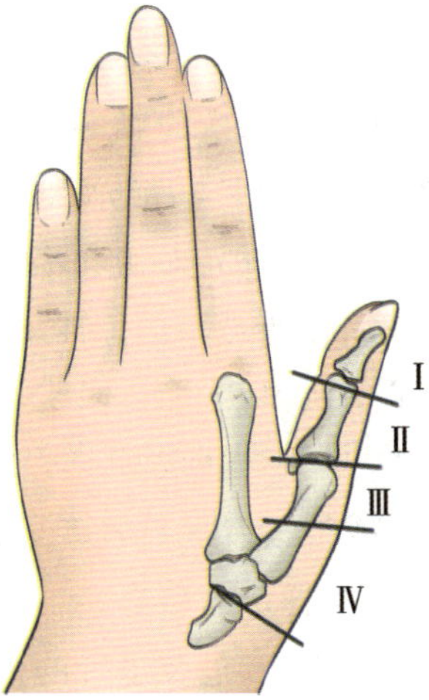

拇指缺损的分度

23.什么是拇指再造?

拇指再造是一种特殊的手部手术，它的目标是帮助那些失去了拇指的人们重新获得一个类似拇指的结构，从而恢复手部的大部分功能。当一个人的拇指因为事故、疾病或者出生缺陷而缺失时，医生可以通过拇指再造手术来“重建”一个拇指。这个过程有点像拼图游戏，医生会从身体的其他部位“借”来一些零件，如脚趾、皮肤、骨头、血管和神经，然后把这些零件精心组装在手上，让它们成为一个新的、能工作的拇指。

最常见的方法是把第二个脚趾移过来，因为它在大小和形状上很接近拇指。医生会小心翼翼地把脚趾连同它的血管和神经一起移植到手上，然后像接水管一样，把脚趾的血管和手上的血管对接起来，这样新拇指就能得到血液供应，保持活力。之后，还要接通神经，让新拇指能感受到触觉。

这个手术听起来很神奇，但它需要高超的技术和细致的操作，而且手术后的恢复也很重要。患者需要做很多物理治疗，就像重新训练一个小孩子学习使用手一样，逐步恢复新拇指的力量和灵活性。

总的来说，拇指再造就是通过医学手段，给没有拇指的人"造"出一个新的拇指，让他们能够更好地生活和工作，就像是给了他们第二次机会去享受用手做事的乐趣。

24.什么是骨-筋膜室综合征?

骨-筋膜室综合征是指骨、骨间膜、肌间隔和深筋膜所构成的"封闭"筋膜室，在致病因素的影响下出现室内压力不断增高，引起室内组织缺血，导致肌肉、神经、血管功能紊乱而出现的一系列症状和体征。其可在肩、上臂、前臂、手、臀部、腰部、大腿和小腿发生，临床上尤以小腿、前臂和手最为常见。骨-筋膜室综合征是一个急性早期的诊断名词，其在整个病程中持续时间较短，如能在早期认识，并能及时采取正确有效的措施，则可中止病变进一步发展，挽救肢体，减少或防止功能障碍的发生。反之，如缺乏这方面的知识，早期处理不当，则病变持续发展。轻者导致肢体的肌肉坏死，神经功能障碍，肢体功能明显受限，形成特定的畸形；重者病变范围内肌肉广泛坏死，由于毒素的吸收，可出现挤压综合征，危及患者的生命。病变的中晚期，因肌肉、神经病变已成不可逆改变，则不称之为骨-筋膜室综合征，而应称为缺血性肌挛缩，后者是前者的不良后果。

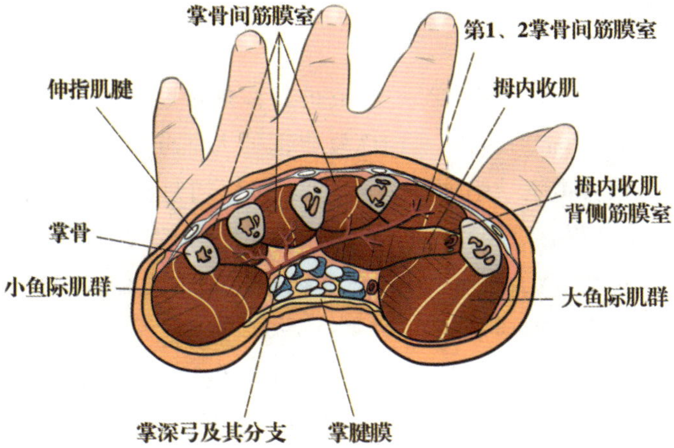

手掌近端骨筋膜室横截面示意图

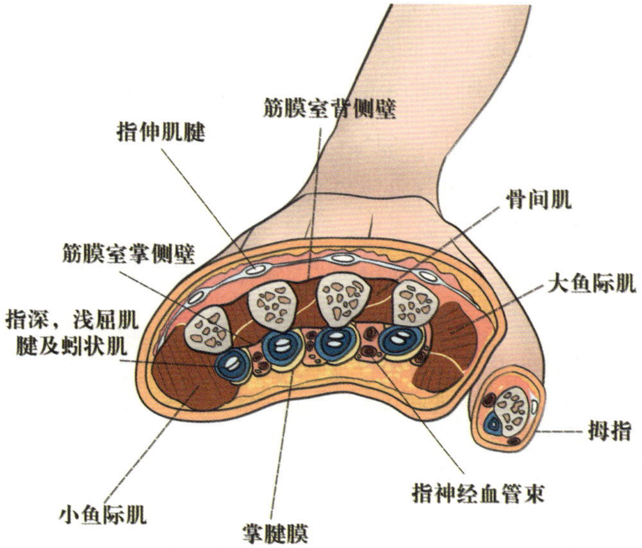

手掌远端骨筋膜室横截面示意图

25.什么是手部感染炎症?

手部感染炎症是指发生在手部的各种感染性疾病，这些感染可以影响皮肤、软组织、骨骼或关节等不同部位。手部由于频繁接触外界环境，以及皮肤的细微损伤，特别容易成为细菌、病毒或真菌侵入的门户。手部感染炎症可以由多种微生物引起，其中以细菌感染最为常见，尤其是金黄色葡萄球菌和链球菌。

该病患者会出现局部红、肿、热、痛和功能障碍。当感染进入脓肿阶段时，疼痛可能变得剧烈，甚至影响睡眠。此外，部分患者还会出现全身症状，如发热、寒战、乏力、食欲不振，严重时可发展为菌血症或败血症。

26.什么是甲沟炎?

甲沟炎是指发生在指甲或趾甲周围软组织的炎症，通常是由细菌感染引起的。这种炎症发生在甲沟，即指甲或趾甲与皮肤相连的部位。甲沟炎可以是急性的，也可以是慢性的，依据其持续时间和严重程度。一般在手指上出现的甲沟炎可能由刺伤、撕裂或修剪指甲过深导致。

27.得了甲沟炎应如何处理?

甲沟炎常常让人感到不适，但不用担心，处理得当的话，大多数情况下是可以很快缓解的。下面是一些简单的步骤，可帮助大家应对甲沟炎：

(1)第一步：家庭护理

1)温水浸泡：每天多次用温水浸泡受影响的手指或脚趾，每次 15～20 分钟。这可以帮助减轻疼痛，同时软化皮肤，促进愈合。

2)保持干燥和清洁：在浸泡后，轻轻擦干受影响区域，避免摩擦。保持该区域干燥和清洁，有助于减少细菌生长。

3)避免紧身衣物：如果是脚趾甲沟炎，确保穿宽松舒适的鞋子，避免进一步压迫和刺激。

(2)第二步：药物治疗

1)外用药膏：将抗生素软膏涂抹在受影响区域，可以帮助控制感染。应按照说明书或医生建议使用。

2)口服抗生素：如果感染较为严重，可能需要口服抗生素。请务必在医生指导下使用，并完整服用疗程，即使症状有所改善也不要提前停药。

(3)第三步：专业医疗

1)咨询医生：如果症状没有改善，或者出现发热、剧烈疼痛、脓肿形成等情况，应立即就医。医生可能会建议进行切开排脓，以迅速减轻症状和控制感染。

2)特殊情况处理：对于反复发作的甲沟炎，医生可能会考虑拔除部分或全部指甲，以根除感染源，但这通常是在其他治疗方法无效时才考虑实施。

28.什么是掌腱膜挛缩症?

掌腱膜挛缩症指手部掌腱膜增殖性纤维变性，病变处的掌腱膜呈条索状或结节样改变，并累及表层皮肤，导致掌指关节和指间关节屈曲挛缩。本病的发病原因和病理机制目前仍无确切结论，其治疗仍以掌腱膜切除术为主要手段。其发病年龄一般在 40 岁以上，患者男女比例约为10∶1，左右手双侧发病者约占半数，但双侧极少呈对称性。手指发生屈曲挛缩的以环指最多，其次为小指，中指、示指、拇指发病较少。该病病程一般较长，多者数年，长者可达 10 年以上。

该病的治疗原则以手术切除病变组织矫正畸形为主。手术时机和方式要根据病情轻重、功能障碍的程度、患者年龄以及病变区域的皮肤条件综合考虑。

（刘华　颜丙祥）

足踝外科

1.踝关节由哪些部分构成?

踝关节就像是我们脚上的一个门轴,它让我们能够轻松地上下活动脚部,无论是走路、跑步还是跳跃,都离不开它的功劳。那么,踝关节到底是由哪些部分组成的呢?如果说踝关节像一个非常坚固的桥墩,那这个桥墩主要是由胫骨、腓骨、距骨三块“石头”搭建起来的。这三块“石头”通过关节囊紧紧地包在一起,关节囊里面还有滑液,就像是润滑剂一样,让我们的脚部可以顺畅地活动,而不至于磨得生疼。除了这些“石头”,踝关节周围还有一圈“绳索”——韧带,它们像安全带一样,保护着踝关节,不让它随意地左摇右晃。这些韧带中最重要的是内侧的三角韧带和外侧的一些韧带,如距腓前韧带、距腓后韧带和腓跟韧带,它们共同保证了踝关节的稳定性。最后,不要忘了那些“肌肉”,小腿上的肌肉通过肌腱连接到脚上,就像是弹簧一样,帮助我们完成各种动作,同时也给踝关节提供了额外的保护。

2.什么是踝关节撞击综合征?

踝关节撞击综合征,也被称为踝关节撞击症,是一种因为踝关节内部结构异常导致的疾病,通常发生在踝关节屈伸时,关节内的骨突或软组织发生异常接触或“撞击”,从而引发疼痛和功能障碍。

3.踝关节损伤有哪些类型?

旋后(内翻)内收损伤:该类损伤的受伤原理在于损伤时,足呈跖屈内收内翻位,内翻的距骨使踝关节外侧韧带紧张(图 A)。该类损伤主要导致踝关节外侧的关节韧带损伤,严重者可导致外踝的骨折或者撕脱骨折,根据损伤程度分为Ⅰ～Ⅳ度(BⅠ度;CⅡ度;DⅢ度;EⅣ度)。

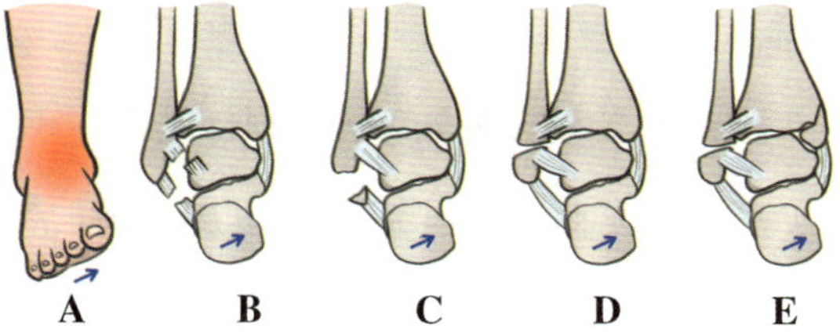

旋后(内翻)外旋损伤:该类损伤的受伤原理是损伤时患足呈跖屈内收内翻位,距骨外旋,胫骨内旋,内侧紧张而导致受伤。它可以导致内侧韧带损伤甚至内侧骨折,根据严重程度也可分为Ⅰ～Ⅳ度。

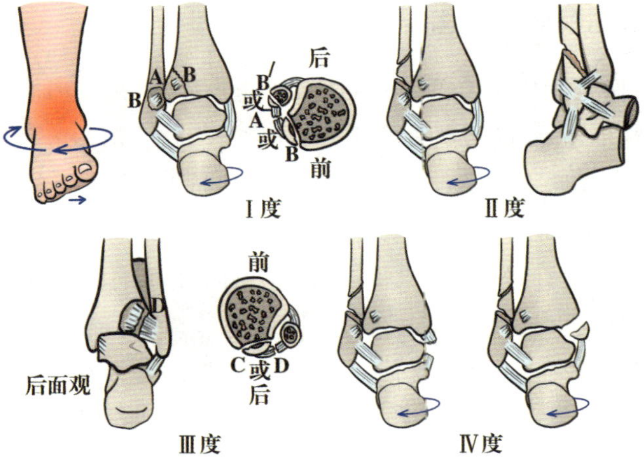

旋后(内翻)外旋损伤

旋前(外翻)外旋损伤:其受伤原理是伤足处于旋前位背屈外展(外翻),而距骨外旋,因此三角韧带首先被拉紧。因此,该类损伤主要伤及三角韧带,它可以导致包括三角韧带的损伤甚至内踝的骨折,该类损伤根据程度也可分为Ⅰ～Ⅳ度。

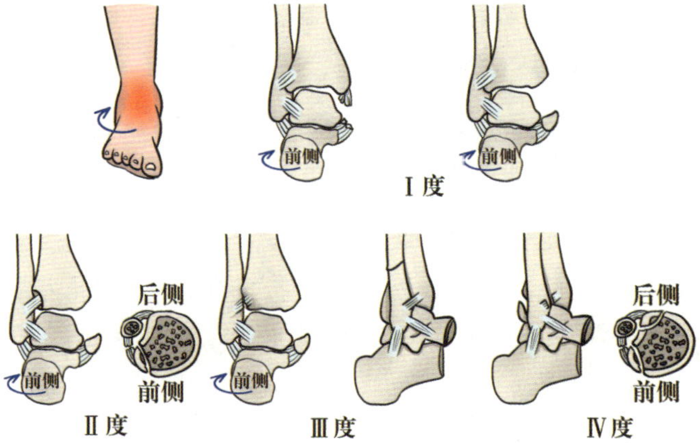

旋前(外翻)外旋损伤

旋前(外翻)外展损伤:该类损伤也是容易伤及三角韧带的一类踝关节损伤,其原理是伤足位于旋前位,而距骨处于外展位,受伤时三角韧带首当其冲,其损伤结果与旋前(外翻)外旋损伤类似,容易造成内侧韧带损伤及内踝骨折。

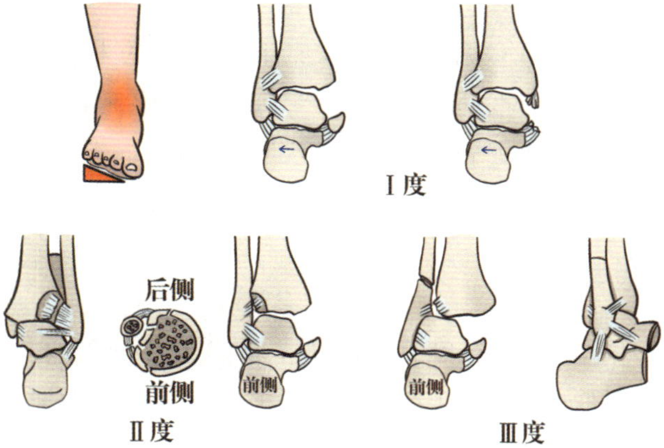

旋前(外翻)外展损伤

旋前(外翻)背屈损伤:是最严重的一类损伤,其损伤原理是由于足处于外翻位同时踝关节背屈,强大伤力作用于踝关节。它可以导致胫骨远端骨折甚至粉碎性骨折,更为严重者可以造成胫骨远端骨折及内外踝双骨折,根据严重程度也可以分为Ⅰ～Ⅳ度。

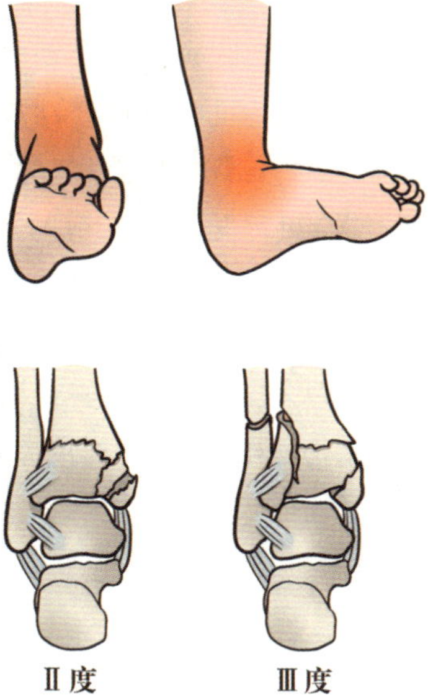

旋前(外翻)背屈损伤

4.什么是距骨骨折?

临床上，距骨骨折不多见，但随着交通和建筑业的发展，其发病率不断上升。根据距骨骨折发生部位，其可分为距骨头、距骨颈、距骨体骨折。由于距骨复杂的解剖特点和特殊的解剖位置，距骨位于踝穴内，起着重要的力量传导、转化作用，且距骨无单独血供，易发生缺血坏死，其治疗效果不佳。

5.什么是跟骨骨折?

跟骨骨折多见于30～50岁的工作人群，发病男女比例为5∶1。跟骨骨折可造成跟骨高度降低和足弓塌陷，影响足的整体外形和力学稳定，造成创伤性扁平足和双侧肢体不等长。骨折后三个关节面之间正常关系的丧失、关节面的不平整和移位必将引起距下关节受力和运动发生改变，造成距下关节及其周围关节的继发性损伤，引起一系列改变，导致创伤性关节炎。因此，必须正确和高标准地治疗跟骨骨折，以恢复后足的正常生物力学特点和功能，避免造成各种不良后果。

6.什么是踝关节不稳?

踝关节不稳是指踝关节在承受身体重量或进行活动时缺乏必要的稳定性和控制，这通常是因为踝关节周围的韧带、肌肉或神经功能受损所导致的。踝关节不稳可以分为功能性不稳和机械性不稳两种类型。功能性踝关节不稳通常与肌肉和神经系统的功能失调有关，可能是因为先前的踝关节扭伤导致的肌肉力量减弱或神经反馈受损，使得踝关节在承受负荷时容易失去平衡。机械性踝关节不稳更多是由于韧带损伤或松弛造成的，尤其是外侧的韧带(如距腓前韧带、距腓后韧带和腓跟韧带)损伤后未能充分愈合，导致踝关节在内外翻时缺乏足够的支持。踝关节不稳的患者在活动踝关节时会感觉松动或“错位”，甚至会出现重复扭伤或疼痛。

7.跟腱断了该怎么办?

跟腱是人体最强大的肌腱之一，其近端是腓肠肌与比目鱼肌的肌腹，远端止于跟骨后下方。在跟腱的周围是“腱围”，它在腱的背侧有4～8层滑润层位于深筋膜与腱组织之间，每层都有独自的营养血管，层与层之间有结缔组织连接，其中也有血管通行，各层之间可以滑动，以适应踝关节伸屈活动。跟腱的主要作用是跑、跳及行走时提踵（即踝跖屈），运动员一次有力的踏跳，其力量最高可达 780 千克，这时，跟腱所承受的拉力显然是巨大的，这也是它易被损伤的重要因素。跟腱断裂应提倡早期治疗，若能伤后早期获得正确处理、及早康复治疗和训练安排恰当，不但能够恢复日常的生活和体育运动，而且完全可以恢复原有运动项目并达到伤前训练水平。

8.什么是甲周炎与趾头炎？

甲周炎是趾甲周围的皮肤组织出现了感染、红肿、疼痛，严重时可能会有化脓，其病因一般是甲周围皮肤有一些细小的损伤，细菌通过这些损伤进入了皮内，引起了皮肤感染。

（1）趾甲根：甲的根部，趾甲生长的来源，促进趾甲新陈代谢。

（2）甲板：趾甲的主体，由角质组成，白色半透明，没有毛细血管和神经。

（3）趾甲前缘：甲顶部伸出甲床的部分，没有支撑点，易折断。

（4）甲床：为甲板提供营养和水分，含有大量毛细血管，使整个甲板呈粉红色。

（5）甲基：位于趾甲根部，含有毛细血管、淋巴管和神经。其作用类似于土壤，与血管相连。从血管中吸收营养后，不断分泌角质细胞，新出生的角质细胞会不断推出旧的角质细胞，角质细胞死后会变平变硬，形成趾甲。

（6）半月形：白色半月形，附着在甲根和甲床的连接处，将甲根和甲基与甲板牢固地连接在一起。

（7）表皮保护膜：又称趾皮肤，可避免异物侵入，预防细菌感染，具有保护甲床和趾甲的作用。

（8）甲沟：位于甲壁和甲床之间，趾甲生长的轨迹。

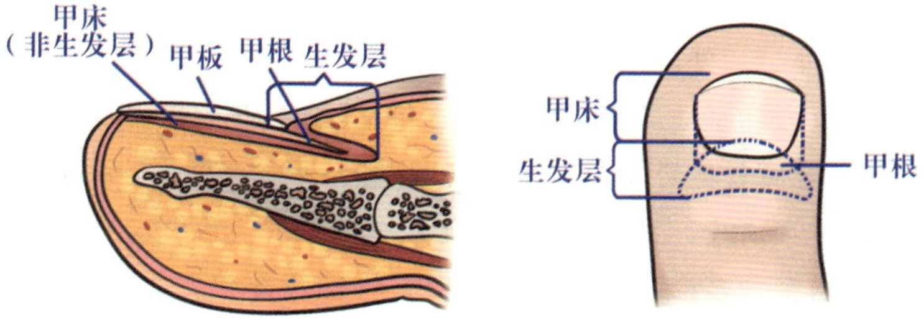

正常趾甲解剖

趾头炎是指足趾末节处皮下软组织的化脓性感染，常见的致病菌是金黄色葡萄球菌。趾头炎一般通过药物治疗、切开引流及手术治疗。在日常生活中，手指或足趾受伤的情况比较常见，一定要在早期加以治疗，避免使病程发展到后期，形成指（趾）骨坏死或骨髓炎。

9.什么是平足症？

平足症是以足纵弓降低或消失为主要特征的足部疾患，该病症发展到一定阶段可并发足部骨关节及软组织病变，导致下肢疼痛、无力、行走受限等临床症状。关于平足有较多的分类，按不同的分类标准可分为可屈性平足和僵硬性平足；症状性平足和无症状性平足；先天性平足和获得性平足；小儿期平足、青少年期平足及成人期平足等。

10.什么是多趾畸形？

多趾为足部常见的畸形，常合并并趾或其他先天性畸形，为常染色体显性遗传。多趾多位于小趾外侧，位于踇趾内侧者少见，可呈双侧多趾，也可单侧多趾。多趾可有下列五种类型：①多趾发育较好，两趾与同一跖骨形成关节，跖骨头宽大或分叉状。②多趾发育并与跖骨不形成关节。③多趾并有多跖骨。④皮赘样多趾。⑤多趾只限于末节趾骨，常为并趾，有的末节趾骨融合在一起。患者应及时就医，应尽早手术切除多趾。

11.什么是踇外翻畸形？

踇外翻畸形是踇趾向外偏斜超过正常生理角度的一种足部畸形，是前足最常见的病变之一，一般认为踇趾向外偏斜超过 15°就是踇外翻畸形。由于踇外翻后常常伴有足的其他部位病变，如锤状趾、跖骨痛、小趾滑囊炎、扁平足等，因此，又有人称踇外翻为外翻复合体或外翻综合征。踇趾外翻的治疗取决于病情的严重程度和个人的舒适需求。治疗方法包括：①保守治疗：使用足弓支撑、定制鞋垫、穿合适且宽松的鞋子，以及物理治疗和矫形器，可以缓解症状并延缓畸形的进展。②手术治疗：对于保守治疗无效或畸形严重的患者，可能需要手术矫正。手术方法多种多样，包括软组织修复、骨骼截骨和关节融合等，目的是重新定位踇趾，恢复正常的足部结构和功能。

12.什么是前跖痛?

前跖痛是足踝外科的常见症状，它主要发生在足底的前部区域。引起前跖部痛的原因较多，较常见的有创伤、炎症、足部畸形、足部皮肤病损、内分泌代谢性、神经病损及肿瘤等。

13.什么是跖骨疲劳性骨折?

跖骨骨折是指足部跖骨中的任何一个或多个骨头发生的骨折。人的足部有五个跖骨，它们连接着脚趾（趾骨）和脚中部（跗骨），共同构成足弓，承担着人体站立和行走时的大部分重量。

跖骨骨折可以按照不同的标准分类，但最常见的分类方式是基于受伤机制和骨折的特性：①应力性骨折：由于长时间重复性的轻微创伤累积造成的骨折，常见于运动员，尤其是长跑者。②急性骨折：由于一次性的强力撞击或扭伤造成的骨折，如跌倒、跳跃落地不稳等情况。③病理性骨折：由于骨骼疾病（如骨质疏松）导致骨头变得脆弱，即使在轻微的外力下也可能发生骨折。

跖骨骨折的典型症状包括：①突然的足部疼痛，尤其是在受伤区域。②足部肿胀和可能的瘀伤。③行走时疼痛加剧，可能无法承重。④足部外形的改变，如出现肿块或畸形。

14.什么是跟痛症?

跟痛症是由一系列疾病导致的足跟部疼痛综合征，按部位可将跟部疼痛分为跟跖侧疼痛和跟后部疼痛。前者常由跖腱膜炎、跖腱膜断裂、跟脂肪垫炎、足底外侧神经第一支卡压症、跟骨骨刺、跟骨骨膜炎、跟骨骨折等引起。后者常由跟腱炎、跟腱滑囊炎等引起，一些全身性疾病，如类风湿性关节炎、痛风性关节、强直性脊柱炎等也可引起足跟部疼痛。该病以保守治疗为主。

（刘华　颜丙祥）

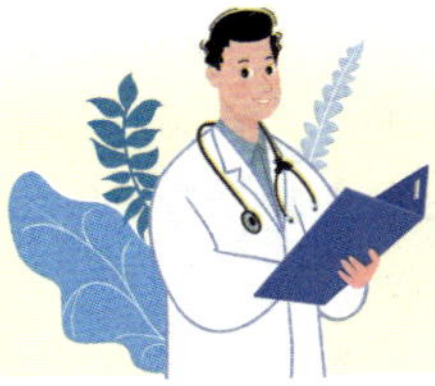

小儿骨科疾病

足内翻

1.足内翻是一种病吗?

新生儿足内翻多数为生理性(短暂性),多发生于一侧,足呈内翻状态,但内侧软组织无紧张感,踝关节灵活,经手法按摩 1～2 个月后多数可完全恢复正常。

2.足内翻和先天性马蹄内翻足是一种病吗?

不一样。新生儿足内翻多数是因为子宫内环境挤压所致,出生后婴儿的足是柔软的,可矫正至中立位,一般不需要特殊治疗。而先天性马蹄内翻足是新生儿最常见的足部先天性畸形,发病原因目前尚不清楚,男女患病比为 5∶1,多为双侧发病。马蹄内翻足可单独存在,也可伴发其他畸形,如发育性髋关节发育不良、多发性关节挛缩、多指、并指等,临床表现为生后一侧或双侧足部呈马蹄样下垂内翻表现。

3.先天性马蹄内翻足该如何治疗?

该病的治疗目的是矫正畸形、恢复足的正常负重、改善外观,使患儿能正常负重行走,分为非手术治疗和手术治疗。目前认为,大多数马蹄内翻足可以通过 Ponseti 石膏固定术获得矫治,总体有效率为 70%～90%。Ponseti 石膏固定术分为两个步骤:治疗和维持。治疗开始的时间越早越好,最佳治疗时间为出生后 1 周内,每周进行依次手法矫形和石膏固定。通常,足和踝关节的矫正需要5～6 次的石膏固定(每周更换 1 次),最后一次石膏固定前多数婴儿(约

70%)需要行经皮跟腱切断术，并使用石膏固定维持3周。拆除最后一次石膏后，需要穿支具以维持足的矫正位置(外展和背屈)。马蹄内翻足容易复发，外展支具是防止复发的唯一方法。手术治疗适用于经过系列手法和石膏矫形治疗后，畸形仍然没有得到矫正者，或已复发患儿。

(赵作辉)

关节弹响

1.为什么孩子活动腿时经常听到弹响?

孩子活动腿时，听到关节发生声响不一定是病理现象。婴幼儿的关节软骨、关节囊、滑膜、韧带以及肌腱等还未发育完善，有时在腿部屈伸活动时发出弹响和震动是正常现象。孩子关节周围韧带松弛，关节活动范围较成人大，当关节做屈伸活动时可出现弹响，这种现象会随着孩子年龄的增大，韧带变结实、肌肉发达后而消失。

2.关节弹响需要治疗吗?

单纯出现关节弹响不属于疾病，是一种生理现象，但如果是由疾病引起，如关节内出现不正常组织，关节会在活动时发出清脆的声响，并伴有局部疼痛、跛行等，就应及时带他(她)去医院确诊。

病理性的关节弹响多位于髋、膝关节，称为"弹响髋""弹响膝"。前者多由大腿部肌肉(髂胫束、臀肌等)挛缩所致，也可能存在关节发育异常，如发育性髋关节脱位，在髋关节外展和内收时可出现弹响;后者则可由先天性畸形引起，如"盘状半月板"可以引起小儿的膝关节发生弹响，或在行走时出现绞锁现象，这种情况多需要到医院做相关检查。

(赵作辉)

臀纹不对称

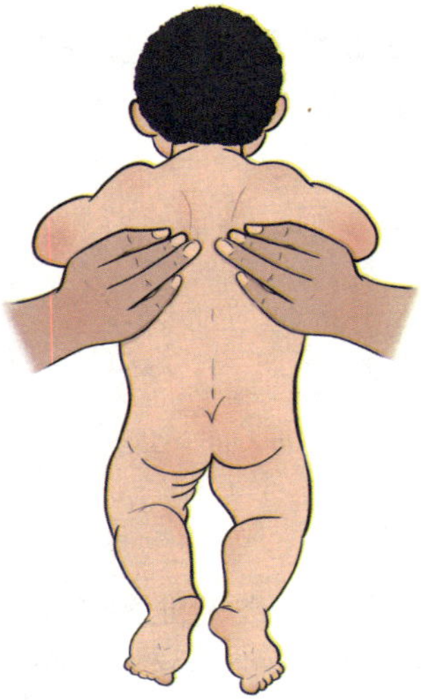

1.什么是臀纹不对称?

臀纹不对称，医学上通常称为“臀部皮肤皱褶不对称”或“臀纹差异”，是婴儿和幼儿时期可能观察到的一种现象，表现为两侧臀部的皮肤皱褶或纹路数量、深度或分布存在差异。这种不对称性有时可能是正常生理变异的结果，但在某些情况下，如合并双下肢不等长、髋关节外展受限等表现，则可能是髋关节发育不良的早期迹象。

2.臀纹不对称的患儿都需要做超声检查吗?

对于查体未发现有异常(双下肢等长，双髋外展无受限)的患儿，尤其是男性患儿，不一定需要行髋关节超声检查，家长可以使用分腿包的襁褓方式，严禁束腿；对于查体发现有异常的患儿，尤其是女性患儿，在 6 个月以内时，建议行超声检查，6 个月及以上的患儿，可以考虑行 X 线骨盆正位片检查，以明确有无髋关节发育异常。

3.如何治疗髋关节发育不良?

对于该病的治疗，一般需要根据患儿的年龄、脱位程度等采取个性化的治疗方式。治疗开始的年龄越小，治疗效果越好。一般认为，出生 3 个月以内是该病的最佳治疗时期。Pavlik 吊带是非手术治疗中最常使用的方法，是小于 6 个月新生儿和小婴儿的首选治疗方法，一般需要佩戴 3～6 个月时间。6～18 个月的患儿可选择闭合复位和切开复位的治疗方式，首选麻醉下闭合复位加人类位石膏固定。对于 18～24 个月的患儿，多需采用切开复位加截骨手术。

(赵作辉)

生长痛

1.孩子腿疼是生长痛吗?

许多家长认为,孩子说自己腿疼,原因无非是长个儿、撒娇或者轻微外伤等,往往不会重视。其实,引起儿童腿疼的原因有很多,不能简单认为是生长痛。常见的腿疼原因有以下两种:一种属于局部因素,另一种属于全身因素。局部因素包括局部感染、外伤、肿瘤、退行性改变、生长痛等,全身因素包括反应性关节炎、结缔组织病、遗传代谢性疾病、肿瘤相关疾病等。如果孩子活动时疼痛加重,但休息时减轻,则属于病理性疼痛,家长就不能疏忽大意,要及时到医院检查治疗。

2.生长痛有什么特点?

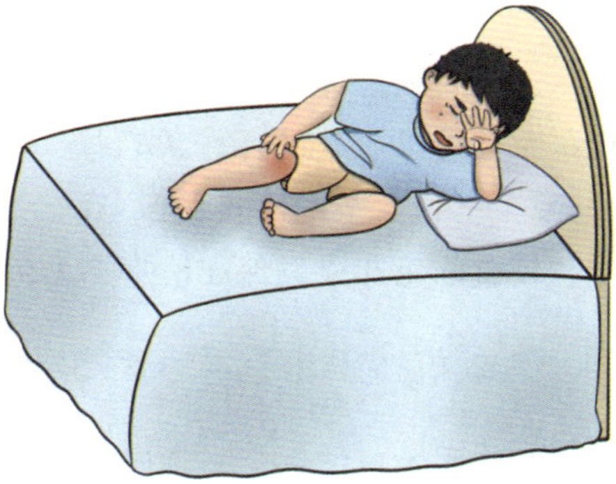

生长痛是由于处于生长阶段的儿童骨骼生长相对较快,骨膜和局部肌肉生长发育不协调,从而出现关节疼痛。疼痛多发生在休息时、睡前或睡眠中,疼痛部位常见于膝关节,多为双侧,查体显示腿部没有异常,活动或玩耍时不疼痛。

3.生长痛需要治疗吗?

生长痛是儿童生长发育过程中出现的一种正常的生理现象,是暂时的,不必治疗。疼痛时可进行局部按摩,或让孩子玩玩具、做游戏等,以转移孩子的注意力。

4.补钙对生长痛有用吗?

已经有非常多的研究证实,生长痛和缺钙并没有关系,也没有药物可以预防,因此补钙或者服用某些号称能预防生长痛的药物是没有必要的。

(徐跃)

扳机指

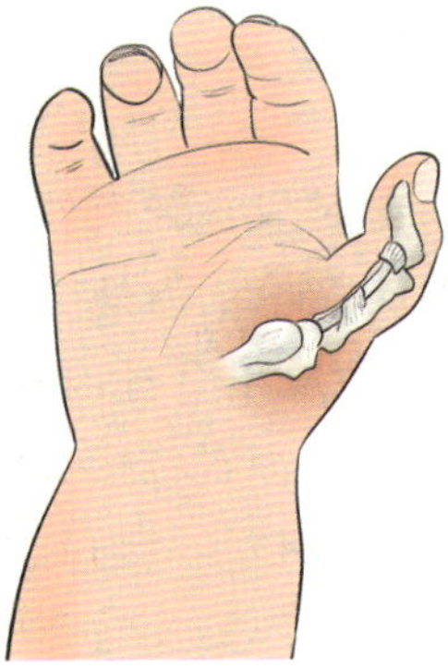

1.为什么孩子的拇指伸不直了?

若孩子出现拇指伸不直的情况而又没有明确外伤史,那很有可能是小儿狭窄性腱鞘炎。小儿拇指狭窄性腱鞘炎又称“扳机指”,负责拇指屈曲的肌腱称为拇长屈肌腱,肌腱在一个鞘管内自由滑动,当腱鞘变狭窄时,屈肌腱就不能顺利通过狭窄的腱鞘,导致手指无法伸直,是小儿常见的手部畸形。

2.如何治疗扳机指?

这需要视情况而定,症状较轻微的先天性扳机指患儿可以先尝试保守治疗。家长可以对其进行轻柔按摩,避免局部损伤,避免着凉,避免玩较硬的玩具,减少掌指关节的不良刺激,在2岁内约有30%患儿有自愈的可能性。对于症状较重的患儿或经保守治疗不见缓解的患儿,则需要手术治疗。

3.扳机指患儿手术治疗的最佳时间是什么时候?

过晚手术可能影响手指发育,因此,通常拇指完全卡住不能被动伸直持续6个月以上的患儿只要年龄大于1岁就可以手术。对于拇指偶尔伸直,保守治疗无效的患儿,通常在年龄大于2岁时也建议手术治疗。手术是在拇指掌指关节掌侧横纹处做一小横切口,松解腱鞘的狭窄部分,拇指便可自由屈伸。术后家长应早期对患儿进行被动锻炼,以避免粘连。该病在经过治疗后,一般不会复发。

(徐跃)

桡骨头半脱位

1.什么是桡骨头半脱位?

年轻父母在和宝宝玩耍时,以及上下楼梯时常遇到这种情况,只是轻轻拉了一下孩子胳膊,孩子的手臂就不能动了,这种情况就要考虑桡骨头半脱位,也是俗称的“牵拉肘”。一般认为,由于小儿桡骨头发育不完全,桡骨颈部的环状韧带只是一片薄弱的纤维膜,环状韧带不能牢固保持桡骨头的位置,一旦小儿的前臂被提拉,桡骨头即向远端滑移;恢复原位时,环状韧带的上半部来不及退缩,卡压在肱桡关节内。桡骨头半脱位是一种很常见的损伤,多发于1～3岁的婴幼儿,当年龄超过5岁时极少发生此病,大约70%的患儿为左上肢受累。

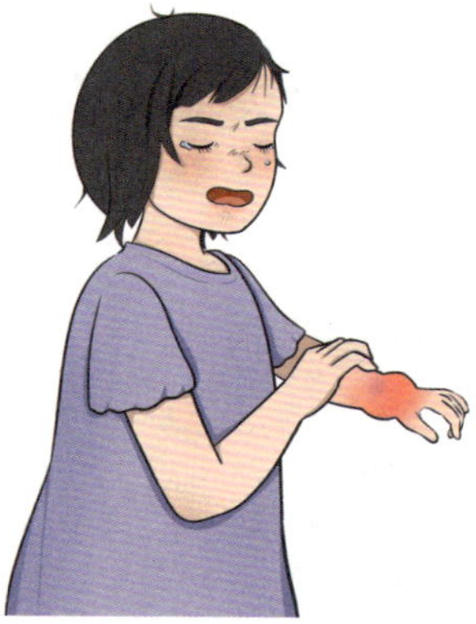

2.为什么有些患儿在手臂复位之后还是不敢动?

若复位成功,会听到或感到肘部“弹响”,患儿疼痛消失,患肢即可自由活动。年幼儿可因害怕等原因不能立即恢复肘关节活动,家长可递给患儿玩具等物品观察患肢抬高情况,若患儿可自行伸手到耳朵以上位置,即可证明已成功复位。复位后病史较长的患儿可有肘部不适感,并可持续数小时或数日,复位后可用三角巾悬吊患肢数日。

3.桡骨头半脱位会反复发作吗?

桡骨头半脱位复位后不会对肱桡关节产生任何影响,但首次发病后可能会有多次反复,随年龄增长,发病会减少至完全正常。

(徐跃)

内八字脚

1.孩子走路时脚为什么会呈“内八字”？

行走时脚尖向里是通常所说的“内八字脚”，这与孩子发育过程中股骨颈前倾角的变化有关。儿童时期股骨颈前倾角较大，使下肢内旋从而出现“内八字脚”。

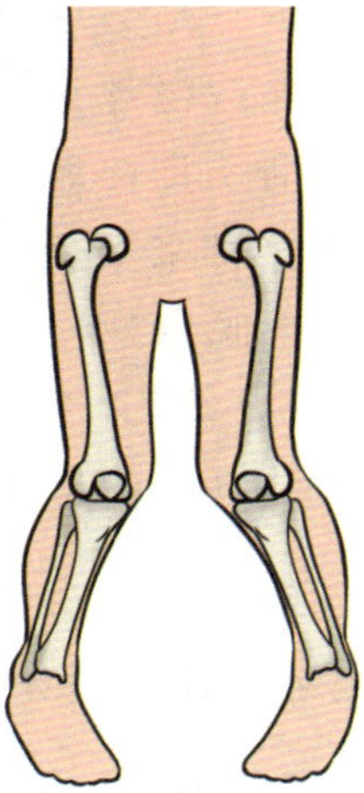

2.内八字脚需要治疗吗？

内八字脚多数是股骨颈前倾角生理变化过程中的一种现象，多数不需要治疗。家长要慎用下肢扭转畸形矫形器，这类矫形器舒适度较差，多数孩子无法耐受。

（曲宏懿）

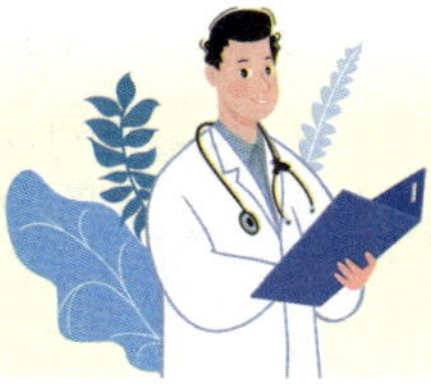

参考文献

1.柏树令，丁文龙.系统解剖学[M].9 版.北京：人民卫生出版社，2018.

2.崔慧先，李瑞锡.局部解剖学[M].9 版.北京：人民卫生出版社，2018.

3.蔡威，孙宁，魏光辉.小儿外科学[M].5 版.北京：人民卫生出版社，2014.

4.陈孝平，汪建平，赵继宗.外科学[M].9 版.北京：人民卫生出版社，2018.

5.胥少汀，葛宝丰，徐印坎.实用骨科学[M].4 版.北京：人民军医出版社，2012.

6.吉士俊，潘少川，王继孟.小儿骨科学[M].济南：山东科学技术出版社，2001.

7.毛克亚，王征.经椎间孔腰椎微创融合术[M].北京：北京大学医学出版社，2022.

8.潘少川.实用小儿骨科学[M].北京：人民卫生出版社，2016.

9.邱勇，王以朋.脊柱脊髓畸形[M].北京：人民军医出版社，2009.

10.孙建民.脊柱感染[M].北京：人民卫生出版社，2016.

11.田伟.实用骨科学[M].2 版.北京：人民卫生出版社，2017.

12.王成琪.王成琪显微外科学[M].济南：山东科学技术出版社，2009.

13.王澍寰.手外科学[M].北京：人民卫生出版社，2013.

14.王正义.足踝外科学[M].北京：人民卫生出版社，2013.

15.肖建如.脊柱肿瘤学[M].上海：上海科学技术出版社，2019.

16.赵杰，倪斌，叶晓健，等.现代骨科学·脊柱外科卷(上)[M].北京：科学出版社，2014.

17.(瑞士)Aebi M，(美国)Arlet V，(英国)Webb J K. AO 脊柱手册[M].陈仲强，袁文，主译.济南：山东科学技术出版社，2020.

18.(加拿大)Buckley R E，(英国)Moran C G，(泰国)Apivatthakakultl T. 骨折治疗的 AO 原则[M].危杰，刘璠，吴新宝，等主译.上海：上海科学技术出版社，2010.

19.（美国）Clark C R.颈椎外科学[M].贾连顺，袁文，主译.济南：山东科学技术出版社，2007.

20.（美国）Canale S T，（美国）Beaty J H.坎贝尔骨科手术学[M].北京：人民军医出版社，2011.

21.（意大利）Menchetti P P M.腰椎微创外科学[M]. 任龙喜，王占朝，张彤童，主译.北京：北京大学医学出版社，2018.

22.（美国）Zhang H，（美国）Sucato D J，（美国）Richards B S.青少年特发性脊柱侧凸手术计划方略[M]. 北京：人民卫生出版社，2015.

23.白晓东，张韶峰. 前臂旋转功能障碍的解剖研究及其临床应用[J].中华临床康复，2006，28(10)：138-140.

24.郭卫，李建民，沈靖南，等.骨巨细胞瘤临床循证诊疗指南[J].中华骨与关节外科杂志，2018，11(4)：276-287.

25.郭卫，牛晓辉，肖建如，等.骨肉瘤临床循证诊疗指南[J].中华骨与关节外科杂志，2018，11(4)：288-301.

26.黄梁江，史巍巍，陆敏.膝关节骨性关节炎的康复治疗新进展[J].中国康复，2022，37(4)：252-256.

27.黄铭汝，陈俊，陈世益，等.膝关节骨性关节炎运动疗法研究进展[J].中国运动医学杂志，2022，41(4)：320-329.

28.王国旗，张里程，唐佩福. 胫骨平台骨折的治疗策略与进展[J].中华骨科杂志，2016，36(18)：1202-1207.

29.王潇偲.X线CT磁共振成像三种影像学检查方法在原发性良恶性骨肿瘤中的诊断价值[J].实用医学影像杂志，2021，22(3)：309-311.

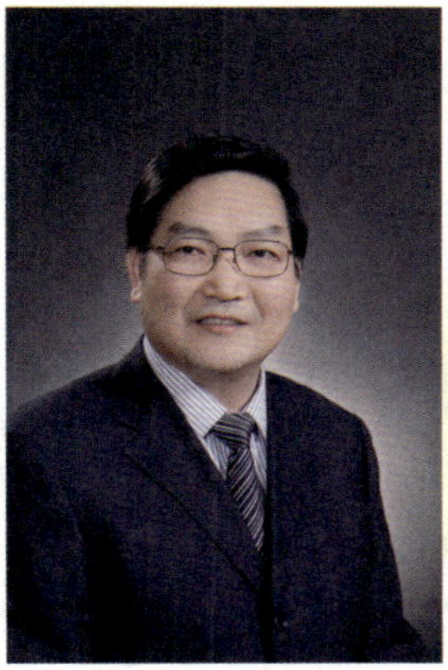

跋　健康科普——开启百姓健康之门的“金钥匙”

从医三十多年，每天面对那么多患者，我在工作之余常常思考，如何让人不生病、少生病，生病后早诊断、早治疗、早康复。这样既能使人少受病痛折磨，又能减少医疗费用，还能节约有限的医疗卫生资源。对广大医者而言，如此重任，责无旁贷。

《黄帝内经》说，上医治未病、中医治欲病、下医治已病。老子曾说：“为之于未有，治之于未乱。”这些都说明了疾病预防的重要性。

做医学科普有重要意义，是一件利国利民、惠及百姓的大事。在大健康时代，医者不仅要掌握精湛的医术，为患者治病，助患者康复，还应该积极投身健康科普事业，宣传和普及医学知识，引导大众重视疾病的预防，及早诊断和规范治疗。因此，近年来我逐步重视科普工作。

记得小时候，每每遇到科学上的困惑，我就去翻“十万个为什么”这套书，从中寻找答案。那么，百姓对身体健康产生疑问，有无探寻答案的去处？在多年的临床工作中，我常常碰到患者对疾病一知半解或存在误解的情况。我心里很清楚，患者就医之前往往会先上网搜索，可是网上的信息鱼龙混杂，不少内容缺乏科学性、权威性，患者被误导的情况时有发生。当患者遇到困惑时，能否从权威的医学科普书籍中找到答案？我曾广泛查阅，了解到有关医学科普方面的书籍虽然种类繁多，但良莠不齐，尤其成规模、成系统的丛书更是鲜见，于是，我萌发了编写本丛书的想法，并为这套书取名“医万个为什么——全民大健康医学科普丛书”,“医”与“一”同音,一语双关,“全民大健康”是我们共同的心愿和目标。

朝斯夕斯,念兹在兹。我多方征求相关专家意见,反复酝酿,最终达成一致意见,大家都认为很有必要编写一套权威的健康科普丛书,为百姓答疑解惑。一个时代,有一个时代的使命;一代医者,有一代医者的担当。历经一整年的精心策划和编写,“医万个为什么——全民大健康医学科普丛书”终于付梓了。大专家写小科普,这套书是齐鲁名医多年从医经历中答患者之问的精华集锦,是对百姓健康的守护,也是对开启百姓健康之门的无限敬意。

物有甘苦,尝之者识;道有夷险,履之者知。再伟大的科学家也有进行科普宣传的责任。“医万个为什么——全民大健康医学科普丛书”要做的就是为百姓答疑解惑、防病治病,让医学科普流行起来。

丛书编纂毫无疑问是个复杂的系统工程,自 2021 年提出构想后,可谓一呼百应,医学专家应者云集。仅仅不到一年的时间,我们集齐了近千名作者,不舍昼夜努力,撰写完成卷帙浩繁、数百万字的书稿,体现了齐鲁医者的大使命、大担当、大情怀。图书是集权威性、科普性、实用性以及趣味性为一体的医学科普精粹,对百姓健康来说极具实用价值,也是落实党的二十大报告“把保障人民健康放在优先发展的战略位置,完善人民健康促进政策”的医学创举。

在图书编写过程中,我们着力做到了以下两点:

一是邀请名医大家执笔。山东省研究型医院协会自成立起,就在学术交流、人才培养、科技创新、成果转化、服务政府和健康科普教育等方面做出了一定的成绩,尤其在健康科普方面积累了丰富经验,并打造了一支高水平的科普专家团队。本套丛书邀请的都是相关专业的名医作分册主编,高标准把关。由于医学专业术语晦涩难懂,如何做到深入浅出、通俗易懂,既能讲明医学知识又符合传播规律是摆在我们面前的难题。有些大专家学识渊博且有科普热情,不过用语太过专业;年轻医生熟悉互联网传播特点,但专业的深度有时候略显不足。所以我们采用“新老搭配”的方法,在内容和语言风格上下功夫,力求呈现在读者面前的内容“一看就懂,一学就会”。

二是创新传播形式。我们邀请专业人士高标准录制音频,把全书内容分章节以二维码的形式附在纸质图书上,以视听结合的方式呈现,为传统科普注入新鲜活力。二维码与纸质科普图书结合，让读者随时扫码即可聆听，又能最大限度拓展纸质科普书的内容维度，实现更广泛的科普，让“每个人是自己健康第一责任人”的宗旨践行得更实、更深入人心，无远弗届！

有鉴于此，我要以一位老医学工作者、医学科普拥趸者的身份衷心感谢和赞佩以专家学者为首的作者队伍的倾情付出。

还要特别感谢张运院士、宁光院士为本丛书撰文作序，并向为图书出版付出心力的编辑以及无数幕后人的耕耘和努力表示衷心感谢，向你们每一个人致敬！

念念不忘，必有回响。衷心希望“医万个为什么——全民大健康医学科普丛书”能为千家万户送去健康，惠及你我他，为健康中国建设助力。

山东省研究型医院协会会长 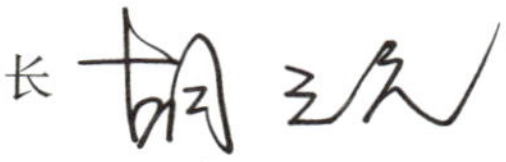

2023 年 5 月

胡三元，医学博士，二级教授，主任医师。原山东大学齐鲁医院副院长、山东第一医科大学第一附属医院院长。现任山东大学齐鲁医院、山东第一医科大学第一附属医院普通外科学学术带头人，山东大学特聘教授、山东大学和山东第一医科大学博士研究生导师；山东省“泰山学者”特聘教授、卫生部和山东省有突出贡献中青年专家、山东省医学领军人才，享受国务院政府特殊津贴。

对中国腔镜技术在外科领域特别是肝胆胰脾外科中的创新应用与规范推广、“腹腔镜袖状胃切除术＋全程化管理”治疗肥胖症与 2 型糖尿病体系的建立和国产腔镜手术机器人的研发做出了突出贡献。荣获国家科技进步二等奖、中华医学科技奖一等奖、山东省科技进步一等奖等 10 余项科技奖励。

主要社会兼职：中国医师协会外科医师分会副会长；中华医学会外科学分会委员、腹腔镜内镜外科学组副组长；中华医学会肿瘤学分会委员；中国研究型医院学会微创外科学专业委员会主任委员；中国医药教育协会代谢病学专业委员会主任委员；中国医学装备协会智能装备技术分会会长；山东省医学会副会长、外科学分会主任委员；山东省医师协会腔镜外科医师分会主任委员；山东省研究型医院协会会长。